Geração ageless

LOBAS

Guia para a MATURIDADE com EXCELÊNCIA

Copyright© 2023 by Literare Books International
Todos os direitos desta edição são reservados à Literare Books International.

Presidente:
Mauricio Sita

Vice-presidente:
Alessandra Ksenhuck

Chief Product Officer:
Julyana Rosa

Diretora de projetos:
Gleide Santos

Capa, diagramação e projeto gráfico:
Gabriel Uchima

Foto da capa:
Thom Foxx

Beleza:
Will Lopes

Colaboração:
Marina Vidigal

Revisão:
Ivani Rezende

Chief Sales Officer:
Claudia Pires

Impressão:
Gráfica Paym

Dados Internacionais de Catalogação na Publicação (CIP)
(eDOC BRASIL, Belo Horizonte/MG)

C217g	Cândida, Maria. Geração ageless L O B A S : guia para a maturidade com excelência / Maria Cândida. – São Paulo, SP: Literare Books International, 2023. 16 x 23 cm ISBN 978-65-5922-580-4 1. Mulheres – Conduta. 2. Maturidade. I. Título. CDD 170

Elaborado por Maurício Amormino Júnior – CRB6/2422

Literare Books International.
Alameda dos Guatás, 102 – Saúde – São Paulo, SP.
CEP 04053-040
Fone: +55 (0**11) 2659-0968
Site: www.literarebooks.com.br
E-mail: literare@literarebooks.com.br

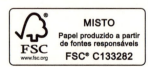

Geração ageless

LOBAS

Guia para a MATURIDADE com EXCELÊNCIA

Para a minha filha Lara, amor da vida, presente de jornada... Mulher já madura que me traz tanto orgulho! Te amo, Lá!

A minha mãe Miriam, que rompeu sistemas numa época em que a mulher era ainda mais julgada... Obrigada, mãe, pela oportunidade ao seu lado!

A minha tia Ligia, que sempre mostrou energia, produtividade e muito amor nas horas difíceis e fáceis. Valeu, tia! Você é a melhor motorista!

A minha tia Irene, que nos deixou recentemente e era a que mais brincava, sorria; e trouxe bom humor à família! Irene, em breve a gente se vê para uma festa!

Ao meu tio Roberto, que me salvou quando bebê, entrando numa contramão no desespero, quando a mãe Miriam, ainda inexperiente, me deu o remédio errado e eu quase fui para o saco... Obrigada, tio!

INTRODUÇÃO
P. 9

1

OS QUARENTA
CHEGARAM...
E AGORA?
P. 19

2

A SAÚDE
DEPOIS DOS
QUARENTA
P. 53

3

POR UMA
MENTE SAUDÁVEL
P. 91

4
IMAGEM PESSOAL
P. 125

5
INDEPENDÊNCIA FINANCEIRA
P. 163

6
HORA DE AGIR
P. 205

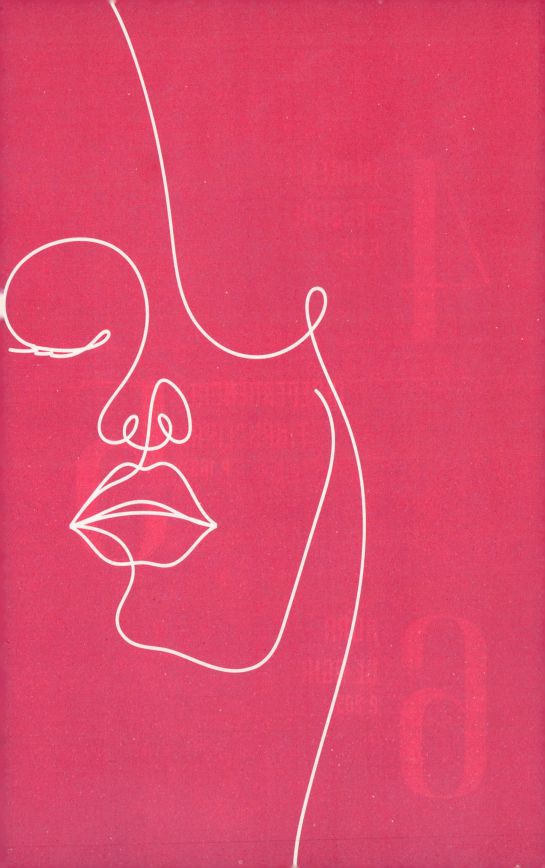

INTRODUÇÃO

Era maio de 2009. Estava no camarim na Rede Record e, sem motivo aparente, simplesmente caí, desmoronei. Era minha primeira crise de pânico. Estava com 38 anos, tinha uma filha de quatro e um casamento que, embora fosse bom em alguns aspectos, caminhava para o fim.

O que sequer podia imaginar é que aquela crise de ansiedade seria o ponto de partida de uma jornada de muitas dores. Nos anos que a sucederam, tive períodos de depressão com importantes recaídas, passei por uma grave crise financeira e por um período que hoje defino como invisibilidade profissional. Iniciou-se aí um processo longo e sofrido.

Aparentemente minha carreira ia bem – aliás, quando colapsei, vivia meu melhor momento financeiro. Tempos depois, notei que estava em um ciclo de repetições que por anos vinha me desgastando sem que me desse conta. Eu não prestava atenção em mim, não enxergava o que estava acontecendo. Muitas mulheres passam por isso nessa fase da vida. Vão tocando a rotina independentemente das insatisfações. Bem ou mal, veem as coisas acontecendo e então... "Por que mexer?". No correr dos anos, os incômodos acumulados custam caro. E, de repente, quando chegam os quarenta, nós mesmas – e tantos outros que nos julgam – lançamos um olhar pejorativo sobre o envelhecimento anunciado. Tememos o distanciamento da juventude e muitas começam a mentir a idade; eu mesma cheguei a fazer isso. Mentimos para nós mesmas.

Excesso de filtros, harmonizações faciais exageradas, pressão para que sejamos sempre jovens vêm de um profundo desconhecimento a respeito de nós mesmas, da falta de valorização da nossa jornada e da valorização excessiva da opinião dos homens. A fragilidade feminina anda de mãos dadas com o machismo, que já matou muitas mulheres e, infelizmente, continua matando.

No dia em que caí no camarim, pensei que iria morrer. Sem emitir alertas ou dar sinais prévios que fosse capaz de ler, meu corpo gritou, pediu socorro. Incrível ter tido que chegar a tal ponto para começar a investir no resgate da minha essência. De todo modo, foi o que aconteceu.

Não por coincidência, esse turbilhão se passou quando estava próxima dos 40, fase em que a mulher está supostamente madura, embora em muitos casos também esteja exausta e desacreditada de sua necessidade de realinhamento e do seu potencial de transformação. Pensamos mais nos outros do que em nós mesmas. Cedemos tanto que muitas vezes "deixar como está" se torna nossa opção. Muitas sequer se olham no espelho, pois se esquecem de si mesmas em tal medida, que se encarar significaria encontrar mais defeitos do que celebrar a mulher forte que nelas habita. Deixamos atitudes de anos abafarem nossas forças e, assim, nos fragilizamos.

LOUVANDO O FEMININO

O feminino sempre havia tido algum espaço em minha vida, mas, em termos profissionais, acabava perdendo atenção para tantos outros temas que permeavam minha rotina. Até que, no próprio ano de 2009, ainda sob os efeitos da crise de pânico, do susto, da angústia, vi-me diante da possibilidade de fazer uma viagem a trabalho, na qual entrevistaria mulheres de diferentes partes do mundo, a fim de entender seu movimento de libertação e independência. Parecia um sonho sendo realizado.

A oportunidade me fascinou, e não demorou para que embarcasse nesta incrível imersão no universo feminino. Estive em doze países e conversei em profundidade com 144 mulheres das mais variadas profissões, idades, perfis e culturas. Estive com figuras admiráveis que viviam na África do Sul, na Tailândia, no Vietnã, nas Filipinas, na Finlândia, na Lituânia, na Holanda, na França, no México, nos Estados Unidos, no Peru e, claro, no Brasil. A jornada, que teve recortes veiculados semanalmente na TV, deu origem também ao meu primeiro livro, *Mulheres que Brilham*.

Foram quatro meses viajando para lugares remotos e conversando com mulheres para conhecer seu modo de vida, suas histórias. Os encontros eram mágicos, como se cada entrevistada olhasse nos meus olhos e dissesse "Foi nesse lugar em que estive, eis o que vivi, eis o que atravessei". As trocas eram intensas, como se chorássemos juntas por suas vivências, por tudo que haviam enfrentado, pelos desafios que haviam superado. Cada uma à sua maneira, elas me levaram a rever coisas que tinham acontecido comigo também: dores, preconceitos, pressões que havia sofrido.

O recado estava dado e era claro: a causa das mulheres chegava como um furacão e transformava-se para mim num norte, numa bandeira. *Encontrei no universo feminino um tema que, desde então, me move, no qual me alinho, no qual encontro minhas verdades, uma frente que me motiva a colocar em prática intensamente uma energia combativa que sempre existiu em mim. O grito estava formado e tive vontade de disseminá-lo veementemente: "Chega. Basta. Não dá mais".*

Daí em diante, venho fazendo um mergulho profundo no universo feminino, estudando-o, investigando-o, procurando entendê-lo em suas minúcias e trabalhando nas redes sociais focada nesse tema e na passagem dos anos para essa mulher madura atual, na internet. O envelhecimento saudável me interessa muito, porque, além de querer viver em potência máxima essa segunda fase da vida, e de a saúde ser um dos pilares para isso, quero exercer o papel de jornalista e comunicadora, informando para outras mulheres tudo o que acontece no nosso físico, psicológico e mental, principalmente entre os 40 e 50 anos.

INTRODUÇÃO

A ARTE DE SE REINVENTAR

Terminada a viagem pelo mundo, as tantas dificuldades dos meses que a haviam antecedido não estavam resolvidas. O encantamento pelo universo feminino me trazia um norte pessoal e profissional, mas muita coisa precisava ser acertada na minha vida. Precisava agir.

De volta ao Brasil, passei por um importante e doloroso processo de desconstrução. O casamento acabou, optei por deixar um emprego estável e seguro que tinha na TV, meu pai faleceu em um acidente terrível. Estava às vésperas dos 40 anos e, daí em diante, atravessei um período em que lidei com depressão, novos episódios de pânico e problemas financeiros. Passei por um turbilhão de desafios, enfrentei questões sérias e intensas, ao mesmo tempo em que educava minha filha; na ocasião, ainda menina.

Vivi momentos de extrema fragilidade; perdi a força que sempre havia tido, minha energia de ousar, de quebrar regras. Eu me perdi de mim mesma. Não me reconhecia mais. A depressão faz isso com a gente. E quando me vi realmente mal, no fundo do poço, acreditando que não conseguiria mais voltar a ter uma estabilidade profissional, financeira e pessoal, respirei fundo e me lembrei de tudo o que havia construído até então. Analisei minha maneira de ser, minhas qualidades, minha experiência e minha carreira. Percebi que tinha tudo para dar a volta por cima e resolvi abraçar minha causa. Em vez de desistir de mim (o que já tinha acontecido outras vezes), optei por me reinventar. Foi um momento decisivo.

O processo não foi rápido. Do início das dificuldades até minha reconstrução, foram quase dez anos, sendo que o auge do meu renascimento aconteceu aos 45. Ao longo do livro, contarei em detalhes, mas o fato é que, depois de muitos altos e baixos, me transformei e me recoloquei na área profissional, cuidei do corpo e me refiz emocionalmente.

Venci vários percalços e celebrei minha entrada nos cinquenta, vivendo de acordo com minha essência, uma mulher combativa, ousada, entusiasmada com a vida. Foram anos realmente desafiadores que, no final das contas, me fortaleceram, imprimiram em mim uma base sólida, uma sensação de que nada nessa vida é capaz de me derrubar. Cheguei aos cinquenta me sentindo uma heroína, exercendo minha potência máxima para conquistar muito do que sonhei aos 20 anos, mas que aos poucos havia deixado escapar. Hoje, leio a cena com clareza. Conforme fui trilhando caminhos pessoais e profissionais, fui me afastando da minha essência, dos meus desejos e sonhos. Perto dos quarenta, o corpo precisou gritar para me mostrar que precisava de ajuda, de socorro. Repensar minha vida se revelou uma urgência.

Quase quinze anos depois da primeira crise e ainda tomando antidepressivos como manutenção, vejo-me forte, de cabeça erguida, sem pânico e com fôlego de sobra para disseminar os aprendizados. Daí o desejo de escrever este livro. Ele é meu grito de alerta para outras mulheres, a fim de que se cuidem e não precisem chegar a um lugar

INTRODUÇÃO

tão sombrio quanto aquele a que precisei chegar. Quero dar as mãos para as mulheres que estão entre os 40, 50 anos ou às vésperas de entrar nessa década, compartilhar minha experiência e ajudá-las a compreender melhor esse momento, a se preparar para uma maturidade com menos dores e mais potência. Para aquelas que porventura se depararem com dificuldades como as que enfrentei, minha fala é pela reconstrução. No processo pelo qual passei, pude ver em mim uma imensa capacidade de reação e reinvenção, algo que sequer imaginava ter. Não tenho dúvidas de que essa força existe em toda mulher. Cada queda nos leva a mais uma reflexão.

Minha grande ambição com este livro, enfim, é ajudar mulheres maduras em seu fortalecimento, em sua transformação, na preparação para a maturidade e, quando necessário, a trilhar um caminho de reinvenção. Para isso, além de experiências pessoais, lanço mão de informações provenientes de leituras e de estudos de terceiros, bem como de aprendizados que pude absorver nas tantas horas de escuta diante de mulheres do Brasil e do mundo. Não sou *coach*, médica, nem psicóloga, mas acredito na informação e entendo que o conhecimento nos conduz à reflexão e a uma vida mais consciente, mais verdadeira, com mais sentido. Daí minha certeza de que muitas mulheres se reconhecerão nesses relatos e serão capazes de evoluir a partir deles.

Não falo em apenas força de vontade, refiro-me a mais que isso. Acredito na compreensão, no realinhamento da vida, entendendo que se cuidar não deve ser uma opção, mas a prioridade. Chegou a hora. Se você, mulher, que está amadurecendo, não se cuidar poderá ser atropelada pela vida e ter dificuldades para sair do turbilhão que ela pode se revelar. Pior ainda, você pode se arrastar por décadas numa vida de mesmice que, embora permita escapar de julgamentos, não a completará. Daí meu desejo, como mulher e comunicadora, de a alertá-la e convidá-la a mudar, a se mover em busca da realização e da satisfação pessoal.

Eis, enfim, um guia para uma maturidade potente. Um passo a passo para você se preparar para questões importantes com as quais provavelmente irá se deparar nos 40+. Jornalista e teimosa que sou, pesquisei a fundo, fiz questão de me informar e entender os porquês de tudo que vivi e vi tantas mulheres atravessarem. Quis entender o que havia por trás do que tantos médicos e psiquiatras chamam de crise da meia-idade.

Ao longo destas páginas, então, sempre sob a ótica de mulheres que já passaram dos 40 ou estão às vésperas de chegar nesse marco, falarei do conceito de *ageless*, segundo o qual a vida é orquestrada sem amarras ou restrições relacionadas à idade. Falarei também de menopausa, dos desafios relacionados à saúde física e mental, do papel da autonomia financeira e profissional e ainda da importância de a mulher madura estar inserida no mundo digital, de ter alguma desenvoltura em relação à tecnologia. Tratarei ainda de imagem pessoal e da maneira como cada mulher

INTRODUÇÃO

se apresenta para o mundo, entendendo a importância de se sentir bem consigo mesma.

Espero que as informações e as experiências aqui passadas ajudem-na a ingressar na maturidade e viver essa fase da melhor maneira possível. Que você faça relações com as próprias experiências e seja capaz de elevar sua vida, seu foco e sua vontade à potência máxima. Mais que isso, que tenha um olhar positivo sobre a maturidade, que ingresse nela com todo o entusiasmo com que merece ser tratada. A mulher que se prepara para esse momento tem um verdadeiro tesouro em suas mãos. Sendo assim, olhe para si mesma com carinho, reconheça suas forças e sua capacidade de superar desafios, empodere-se, invista em sua qualidade de vida e aproveite com dignidade e felicidade essa maravilhosa fase da vida. A vida é um presente para a nossa evolução.

Embarque comigo nessa jornada e suas palavras de ordem serão consciência, antecipação e planejamento para a vida madura. Vamos à maturidade com consciência.

Vamos juntas...

E boa leitura!

Maria Cândida

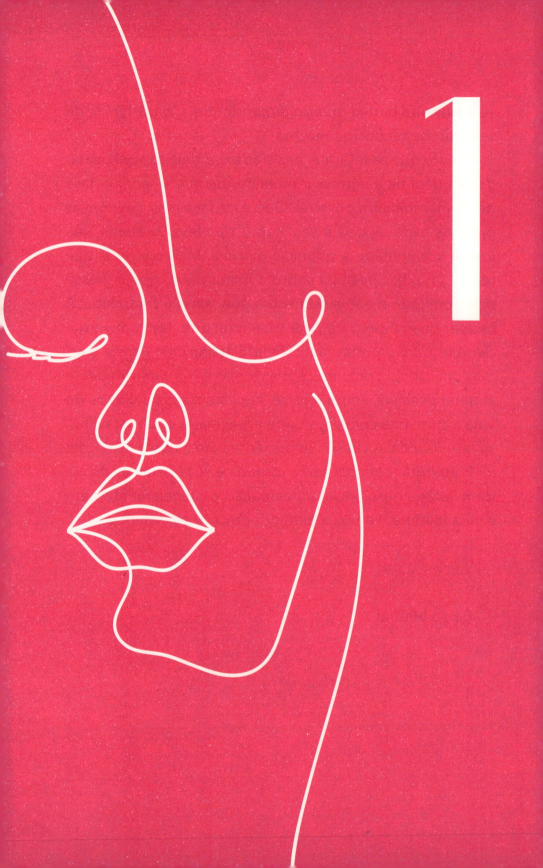

OS QUARENTA CHEGARAM... E AGORA?

Nasci no início da década de 1970 e comecei a pensar neste livro perto dos meus 50 anos. Eu já nos 50 e o desejo da conversa com mulheres a partir dos 40. Talvez você esteja se perguntando: por que meu olhar especificamente para a mulher 40+?

Quarenta anos são um marco na vida da mulher. Não me refiro aos 40 anos em si, mas à década que aí se inicia. Obedecendo à biologia, inúmeras transformações acontecem no corpo por conta de alterações hormonais, perdas musculares, lentidão do metabolismo, necessidade de mais qualidade na nutrição e quedas nos níveis de colágeno. Enfim, lobas, ser madura com excelência exigirá informação, planejamento e esforço. Mas tudo dá certo, prometo!

O climatério, período que abrange a perimenopausa, a menopausa e a pós-menopausa, pode começar por volta dos 40 anos. Para mim foi aos 47, quando os sintomas começaram. A menopausa em si, que no geral se dá em torno dos cinquenta anos para mulheres brasileiras e foi assim também para mim, marca o fim do período reprodutivo. São doze meses consecutivos sem menstruar. Depois desse ano de recesso menstrual, entramos na pós-menopausa. Mas falarei em detalhes sobre isso mais à frente.

Além de mudanças físicas, esses marcos geralmente desencadeiam uma série de mudanças psicológicas e comportamentais. De quebra, a mulher que é mãe costuma nesse período assistir ao amadurecimento dos filhos (que entram na juventude ou ao menos na adolescência), o que abre espaço para – de início – certa carência, a tal da síndrome do ninho vazio, que precisa de atenção para que o desenlace não se torne um grande sofrimento e a prejudique psicologicamente. Olhando mais além, você perceberá que é justamente agora que existe mais tempo para você, para olhar para si mesma no que se refere à vida profissional, pessoal e afetiva.

Em relação à carreira, mulheres que tiveram oportunidades de melhor formação, emprego e ajuda com filhos pequenos, a essa altura podem estar mais estabelecidas – o que nem sempre significa satisfação com o que fazem. Já as que passaram anos ou uma vida sem trabalhar, algumas justamente para se dedicar às crianças enquanto o companheiro trabalhava, são praticamente rejeitadas de imediato pelo mercado porque ficaram, de certo modo, desatualizadas. Existe um tempo, esforço e sorte para que ocorra a recolocação. Muitas ficam perdidas, com a auto-estima baixa, sem grana; algumas já separadas, tentando se reposicionar no mercado profissional. Nem vou falar das mães solo, cuja situação é mais difícil ainda.

As mulheres pobres, que geralmente levam lares sozinhas, lutam muito só para a manutenção da vida, do básico mesmo. Isso é bastante cruel e precisamos de políticas públicas para ajudar essas mulheres que são criativas e talentosas, muitas pequenas empreendedoras, mas que não têm oportunidades de ascensão.

O lado bom é que mulheres motivadas a uma busca profissional por vontade de produzir ou necessidade financeira apresentam uma força interior gigante. Somos lobas, lembram? Independentemente do catalisador, o fato é que se trata de um momento de reflexão, de avaliação e, em muitos casos, de transformação. Pode ser uma oportunidade de realinhamento com o que a mulher realmente quer, agora com a experiência que os anos passados trouxeram. Uma jornada mais consciente e consistente.

Não bastassem as várias mudanças inerentes a esse momento, a mulher 40+ ainda precisa lidar com a evolução do mundo, que vibra numa velocidade nunca vista antes. Ou seja, somos de uma geração analógica (no meu caso, que aprendi a trabalhar na máquina de escrever), tendo que performar como geração digital. Nosso olhar de madura precisa se voltar especificamente para a tecnologia, frente que não para de evoluir, exige abertura para o novo, grande dose de dedicação e jogo de cintura a todas que desejarem estar integradas à sociedade. Digo que não será fácil sobreviver em 2030, e falta pouco, para quem não souber fazer um pedido de hambúrguer no totem de uma rede de *fast-food*, passar a compra sozinha na registradora de supermercado, abrir um monte de *QR codes;* enfim, o dia a dia será quase todo numa interação entre máquinas, ou melhor, inteligência artificial, e humanos. Não somos nativas digitais e por isso demoramos mais, ficamos irritadas ou abandonamos o processo no meio, sem conclusão, com raiva da tecnologia. Mas não tem saída. Chegou a hora de aprender, treinar no próprio celular sozinha, o que fará total diferença em um mundo conectado.

Alterações no corpo, com repercussões psicológicas e comportamentais, revisão de cenário afetivo, profissional, financeiro, pessoal, corrida atrás dos avanços tecnológicos para manter a inserção social. Não fossem esses desafios suficientes, a mulher ainda precisa lidar com eles em contexto de modificação do metabolismo e evidente redução da vitalidade, principalmente na menopausa, como já falei e falarei mais.

Por essas e outras, incluindo o machismo que achatou muitas de nós, não é raro que mulheres 40+ tenham crises de identidade, questionem-se sobre suas capacidades, sobre seu potencial, sobre o que é ser mulher na maturidade. Por pressões pessoais ou de terceiros, muitas temem uma vida com limitações na medida em que a idade avança. Outras, ainda pior, entregam-se ao "modo envelhecimento pejorativo". O medo e o preconceito são inimigos reais da maioria das mulheres maduras. Sendo assim, ao perceber outras pessoas ou você

> **Maturidade é viver cada dia subindo um degrau para a liberdade! Vem, mulher!**

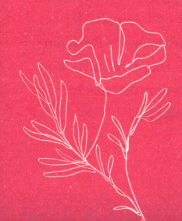

mesma se condenando pela idade, por envelhecer, é preciso ter cuidado e se afastar dessa abordagem.

Falo com experiência de causa. Houve momentos em que me peguei questionando se estava na idade de agir de determinada maneira ou se meu tempo já havia passado. Menti a idade algumas vezes, fato que não me orgulho. Vivenciei muitos conflitos nesse sentido e, passadas as tempestades, olhando para o que vivi dos 40 aos 50, não seria equivocado dizer que cheguei aos 50 em uma das melhores (senão na melhor) fase da minha vida. Minha fala neste momento seria: "Me segura!". Estou muito melhor do que estava às vésperas dos 40. Sou uma LOBA, o que não quer dizer que é fácil... mas me sinto muito mais preparada para lidar com fatos que vão sendo apresentados.

Por isso, entendo a quebra de estereótipos como um ato urgente. Chega de tachar de velhas, pejorativamente, as mulheres que chegaram à menopausa ou mesmo apenas aos 40. Pensemos em maturidade. Mais que isso, foquemos na maturidade saudável, de mulheres livres, que fazem e acontecem. Mesmo porque as mulheres que chegam aos 40 ainda têm uma estrada e tanto pela frente. Se, no ano de 2010, a expectativa de vida do brasileiro era de 73,48 anos; no ano de 2020, esse número já alcançava os 76,8 anos. Para as mulheres, especificamente, esse número cresceu de 77,6 anos em 2010 para 80,25 anos em 2020. Divulgados pelo IBGE (Instituto Brasileiro de Geografia e Estatística), os dados não mentem: a mulher 40+ tem muito o que viver. Eis por que entendo que temos obrigação de tirar o máximo proveito dessa fase.

CAPÍTULO 1 - Os quarenta chegaram... E agora?

Antes de chegar aos 50 realmente bem, precisei me reinventar em vários aspectos, me vi obrigada a abraçar mudanças e aprendizados. A vida me empurrou para isso, porque se não tivesse caído inúmeras vezes nesta década, não estaria tão atenta como hoje. Um dos pontos de partida foi aprender a me valorizar, o autocuidado. Tomei como obrigatório abraçar meu corpo nessa etapa da vida (mais do que nunca) e reverenciar os anos vividos e a mulher que me tornei. Transformei as dificuldades físicas que apareceram em motivadores para a busca da minha máxima potência. Grata pelos anos, entendi a obrigatoriedade de fazer valer o presente e tudo mais que estivesse por vir. Sugiro a todas as mulheres que façam o mesmo, ainda que em muitos momentos encontremos dificuldades para percorrer essa trilha.

As mulheres devem lutar contra a ideia por vezes tão arraigada de que a idade é um fator restritivo. Existe a restrição biológica, mas a cabeça está tinindo. O tempo corre, os anos se acumulam, cada célula do corpo revela o tempo já vivido. Não se trata de negar a idade, mas de entender que ela não deve ser um fator limitante. Em vez de olhar para dinâmicas de dependência e fragilidade, devemos transformar a idade em um incentivo para fazer valer cada minuto que temos pela frente, nos fortalecer nas vivências já experimentadas, focar no que nos beneficia, elevar nossa vida, nosso foco, nossa vontade e nossa ação. Proponho um olhar otimista sobre o mundo que se abre para a mulher 40+. Embora a maioria não saiba, essa mulher está cheia de vida, tem um potencial incrível, tem ouro nas mãos.

IDADE DA LOBA

A expressão **"IDADE DA LOBA"** surgiu em referência a mulheres que chegam aos 40 anos e sentem uma espécie de renovação em relação à própria vida. Um momento em que a mulher se sente mais livre, madura e ativa, inclusive no que se refere à sexualidade. O nome é uma referência à imagem da loba, animal conhecido por ser forte e independente, mas também por passar por mudanças hormonais e por ter uma gestação mais tardia em relação a outros animais.

Fazendo um paralelo com a história da Chapeuzinho Vermelho, podemos ver a loba representando o máximo da **FORÇA FEMININA**, livre do lobo ameaçador e independente da proteção de um caçador. Trata-se, enfim, de uma mulher forte por si só, uma **PROTAGONISTA** que tomou forma graças a movimentos feministas e de libertação sexual que vêm acontecendo desde os anos 1960.

As mulheres que soltam a sua loba interior são aquelas que olham para o lobo mau e dizem: "Tenho **ATITUDE** e agora sou eu quem persegue o que deseja".

Eu me identifico demais com esse conceito de loba, dessa mulher fortalecida. Trata-se de um sentimento que sempre existiu em mim, independentemente da fase em que estivesse. E entendo que ele pode ser aplicado em diversos âmbitos da vida:

- Na realização de projetos pessoais;
- Na caminhada profissional;
- Na busca pela independência financeira;
- Em saídas pelo mundo, seja em viagens acompanhadas ou por conta própria;
- Numa boa relação com o próprio corpo;
- No exercício da voz ativa em relação à própria vida.

E então? Que tal despertar a loba que existe em você?

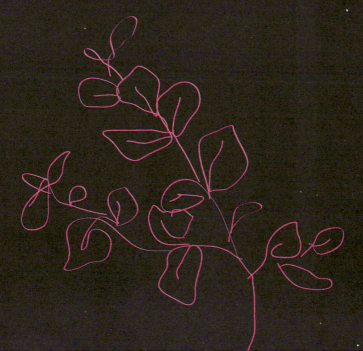

ABENÇOADA A MULHER ATUAL

Século XXI. Largamos na frente. A mulher do século passado viveu importantes desafios. Lançando um olhar sobre peças publicitárias veiculadas nas décadas de 1940, 1950 e 1960, por exemplo, é fácil identificar: anunciantes divulgavam liquidificadores, enceradeiras, conjuntos de panelas e outros itens relacionados a trabalhos domésticos, como presentes dos sonhos das mulheres. Ilustrações transmitiam o recado: as donas de casa sorriam enquanto cozinhavam, faziam faxina ou dobravam roupas da família. O universo feminino era sempre associado à figura doméstica, as mulheres eram mostradas como se tivessem toda a felicidade do mundo realizando tarefas do lar. Será que o cenário de fato as contentava? A quem será que aquela dinâmica servia, inclusive sem remuneração?

Os slogans reforçaram as imagens. Falava-se em mulheres feitas para a cozinha, para a família, para o lar. Algumas peças enaltecem o machismo em tal medida que chegavam a ser agressivas, hoje seriam inaceitáveis. Refiro-me a anúncios em que mulheres apareciam ajoelhadas servindo o marido, levando tapas nas nádegas como se fossem crianças ou até mesmo deitadas no chão enquanto o marido "apoiava" o pé sobre sua cabeça. Parece mentira, mas vejam com seus próprios olhos as peças publicitárias ilustradas como acabo de descrever.

Felizmente, movimentos feministas derrubaram muito da velha dinâmica. Se hoje nós mulheres nos empoderarmos, devemos muito às gerações passadas. Mulheres que

CAPÍTULO 1 - Os quarenta chegaram... E agora?

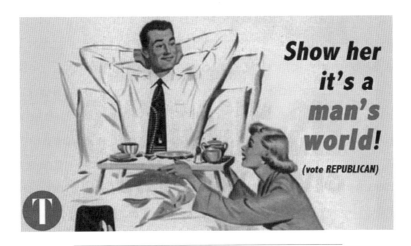

"Mostre para ela que o mundo é dos homens!
(Vote nos republicanos)."

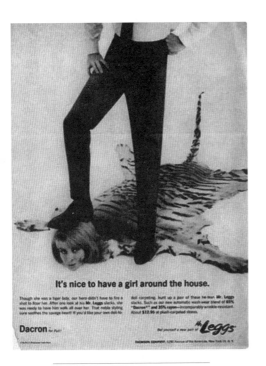

"É bom ter uma garota em casa."

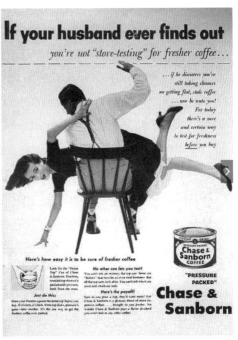

"Se o seu marido descobrir que você
não estava 'provando amostras'
em busca de café fresco..."

nos quatro cantos do planeta lutaram e continuam lutando pela ampliação dos nossos direitos, pelo fim da submissão e da subserviência por tanto tempo sustentadas pela sociedade. O passado massacrante das mulheres não deve ser esquecido. Devemos tê-lo em mente como bandeira às avessas, algo que nos motive a brigar cada vez mais por nossas oportunidades e nossos direitos. Nossa hora é essa. Graças à mulher de ontem, ser mulher hoje é uma oportunidade de se revelar para o mundo e experimentar-se. As mulheres do passado merecem que dignifiquem o caminho que abriram para suas filhas, netas e bisnetas. A atual geração 40+ tem a faca e o queijo nas mãos.

Vale lembrar que muitas mulheres, infelizmente, ainda morrem vítimas de feminicídio, sofrem violência física e psicológica e, de tanto medo, baixa autoestima e sem dinheiro próprio, submetem-se a companheiros repugnantes. Mas, neste livro, vou tratar das que já estão em outro momento, o de liberdade, e agem para alcançar a plenitude merecida.

A internet, vale dizer, catalisou e validou o movimento feminista atual. Em um cenário de globalização e intercâmbio de informações, as sociedades autoritárias e machistas simplesmente não devem se sustentar, apesar de tentarem insistentemente. Na era da informação sem fronteiras, em qualquer ambiente que escape de um regime fechado ou ditatorial, a liberdade das mulheres é incontestável. Aproveitemos esse momento do mundo. Aproveitemos as oportunidades reais que se desvelam diante de nós.

CAPÍTULO 1 - Os quarenta chegaram... E agora?

E para coroar esse momento, nós, mulheres maduras, o vivenciamos com muito mais tempo do que teriam nossos ancestrais. Afinal, como vimos há pouco, temos o aumento da expectativa de vida a nosso favor. Ressalto que é um fato inédito, se juntarmos

> GRAÇAS À MULHER DE ONTEM, SER MULHER HOJE É UMA OPORTUNIDADE DE SE REVELAR PARA O MUNDO E EXPERIMENTAR-SE. AS MULHERES DO PASSADO MERECEM QUE DIGNIFIQUEM O CAMINHO QUE ABRIRAM PARA SUAS FILHAS, NETAS E BISNETAS. A ATUAL GERAÇÃO 40+ TEM A FACA E O QUEIJO NAS MÃOS.

ao avanço que teremos na medicina em termos de tecnologia. O menu é atraente: a longevidade caminhando de mãos dadas com o empoderamento feminino. Precisa mais? As perspectivas de uma maturidade plena para as mulheres contemporâneas estão aí. Cabe a nós fazer bom uso dessa oportunidade.

A possibilidade de uma vida que se estenda até cerca de cem anos já é realidade. Tenho uma amiga de 100 anos, a dona Hélina. Ela é vizinha da minha tia e um exemplo de mulher; trabalhou a vida toda como professora, casou-se depois dos 50 anos e só tem enteados. Diz que nunca usou cremes e o exercício físico que fez e faz foi só caminhada mesmo. Vai saber, né?! Fizemos uma live no dia do aniversário dela, no centenário, em maio de 2022.

Nós, maduras hoje, precisamos tirar proveito real desse período estendido, organizarmo-nos para fazer valer essa expectativa de vida. No Centro de Longevidade da Universidade de Stanford, nos Estados Unidos, especialistas já falam em um novo mapa da vida (*A New Map of Life*) que será delineado de modo que o público maduro garanta seu espaço na sociedade. Esse mapa terá como princípios básicos o empoderamento dos mais velhos, a educação continuada, a integração, o desenvolvimento de uma boa relação com o dinheiro, a biologia da idade e a saúde com foco na prevenção. Muita coisa? Explico melhor, vamos por partes.

O chamado empoderamento maduro, a Silver Economy, refere-se à criação de novos papéis e oportunidades que gerem valorização e propósito não só para as pessoas jovens, mas também para os mais velhos. O segundo ponto é a educação continuada, o conceito de *lifelong learning* – educação ao longo da vida. Por meio desse recurso, na medida em que amadurecerem, as pessoas terão não apenas mais experiência, mas também maior capacitação profissional. Quem se interessar, inclusive, terá tempo e oportunidade para ter mais de uma carreira. O terceiro princípio é a intergeração, que consiste na convivência harmônica e sem preconceitos com pessoas de outras gerações – seja em casa, no trabalho ou em ambientes de estudo. Em quarto lugar, os estudiosos destacam a questão financeira, mais especificamente a ampliação de oportunidades e diversidade para que o dinheiro gire. Diversidade etária. Mais foco em educação financeira e menos crenças em planos previdenciários, em aposentadorias atreladas ao governo. Além desses pontos, fala-se em investimento na ciência da longevidade (também chamada de biologia da idade) e

CAPÍTULO 1 - Os quarenta chegaram... E agora?

na saúde com foco na prevenção e não simplesmente no tratamento e na cura de doenças.

Considerando que uma mulher que hoje esteja com 40 anos tenha potencial para viver outros 60, 50 pelo menos, nada mais honesto e importante do que o olhar atento para os aspectos citados acima. Não é brincadeira, algumas de nós estamos lidando com um cenário em que os 50 anos marcam só a metade da vida. Em que ponto quero chegar com tudo isso? O alerta é para que nos preparemos, com informação e prevenção. A lição de casa está aí. Cabe a nós cumpri-la com entregas efetivas, para que tenhamos uma vida com consciência e consistência pela frente. Não adianta chegar aos 100 anos doente e totalmente dependente. Será puro sofrimento. Por isso, a ação começa agora:

1. *Atividade física com peso para ter músculos fortes para caminhar, subir escadas, pegar netos, sacolas e tal;*
2. *Caminhada de pelo menos 40 minutos, sem parar, 3x na semana – para seu coração;*
3. *Alimentação que priorize proteínas que ajudam na construção de massa muscular, folhas e vegetais à vontade, diminuição ou eliminação de farinha branca, açúcar branco e bebida alcoólica;*
4. *Meditação, dança, viagens... tudo que alivie o estresse;*
5. *Sexo como gerador de prazer e hormônios para o bem-estar sexual feminino;*
6. *Amizades que gerem relações de amor, acolhimento e afetividade.*

MULHER AGELESS

Que sabor teria a vida longe das regras, dos julgamentos, estereótipos? Como seria nortear nossas decisões priorizando nosso bem-estar, independentemente das funções que precisamos cumprir? E se nos desligarmos de sistemas que tentam nos impor o que consideram certo ou errado, permitido ou proibido? E mais, nos uníssemos a outras pessoas por vontade, gostos em comum, sem recortes etários?

A geração *ageless* ou *perennial* prioriza um estilo de vida fluido, leve e livre. Não é aquela pessoa que fala que não tem idade, porque, de certo modo, não gostaria de ter envelhecido. A tradução tem a ver com "passear por todas as idades", "sentir-se em todas e conectada a várias gerações, sem o recorte rígido etário".

Um estilo de vida *ageless* prioriza quem admite e entende a sua idade, percebe que existe um valor real nela, devido às experiências que teve até aqui e não se sente atraída, em todos os sentidos, só pela geração que nasceu. Quem se identifica com o conceito *ageless* tem duas características marcantes:

1. *Conecta-se com o mundo e com pessoas por interesses e não apenas por faixa etária.*
2. *Não sente que a idade seja um impeditivo para realizar seus sonhos, porque na verdade a vitalidade e o desejo estão acima da data de nascimento.*

Bom demais para ser verdade? Pois bem, essa realidade já existe para muita gente que abraça o que chamamos hoje de

CAPÍTULO 1 - Os quarenta chegaram... E agora?

geração *ageless*. O termo em inglês significa "sem idade" e define uma tendência libertadora que vem se disseminando no mundo e agora no Brasil. Abraçado por pessoas dos mais diferentes perfis, o movimento defende que mulheres (também homens) se conectem por interesses comuns, por seu modo de ser ou simplesmente por afinidade – independentemente de pertencerem à mesma geração ou faixa etária.

Para além das conexões, o movimento *ageless* revela um estilo de vida de acordo com o qual não existe idade ou momento certo para se fazer isso ou aquilo, agir assim ou assado. E o preconceito etário, que maravilha, cai por terra. A tendência não se aplica apenas a mulheres, tampouco ao público 40+, mas a todos que não se fixam em marcadores do tempo.

Que maravilha viver em função do que desejamos e do que amamos, incluindo nós mesmas e as pessoas que nos são queridas. É indiscutível como, ao derrubar restrições que tantas vezes nos são impostas, esse movimento nos favorece. Pessoas perenes. Ao desconsiderar convenções e imposições sociais que nos limitam, não seria precipitado dizer que o estilo de vida *ageless* nos emancipa. Vivendo de acordo com o que gostamos, podemos exercitar nossa plenitude e nos realizar. Uma vida com menos cobranças, mais espaço para ousar e para agir. Uma jornada com mais leveza e realização. Por essas e outras, as mulheres *ageless* acabam

> **PARA ALÉM DAS CONEXÕES, O MOVIMENTO AGELESS REVELA UM ESTILO DE VIDA DE ACORDO COM O QUAL NÃO EXISTE IDADE OU MOMENTO CERTO PARA SE FAZER ISSO OU AQUILO, AGIR ASSIM OU ASSADO.**

tendo, inclusive, mais saúde. E ainda que isso soe como um contrassenso, elas acabam tendo muito mais facilidade para abraçar e assumir a própria idade. Aliás, é de suma importância honrar a idade como ferramenta de aprendizado.

Mulheres maduras que consciente ou inconscientemente, aderem a essa tendência só têm a ganhar, na minha opinião. Mas é preciso se sentir assim. Uma vez fiz uma palestra e, no final, uma mulher de uns 60 anos veio conversar comigo e disse: você conseguiu descrever exatamente o que sou e que ninguém nunca me explicou. Agora, sei que sou uma *ageless*, sou dessa geração.

Sugiro para as que quiserem, portanto, que se entreguem ao movimento. Que se dispam de preconceitos, que desprezem estereótipos e optem pela liberdade e pela autenticidade em seu modo de ser e de agir. Identifico-me demais com o modo *ageless* de ser e, bem antes de saber do que se tratava, posso dizer que já o praticava. Minhas conexões nunca foram norteadas por marcadores do tempo ou datas de nascimento registradas em documentos. Ligo-me às pessoas por interesses comuns, por valores afins, pelo que somos ou construímos e que, de algum modo, nos atrai. São exercícios presentes na minha trajetória e que despontam na minha vida desde a infância. O tempo linear não norteou minhas ações e vínculos, graças a muito estudo e informação. Como já falei aqui, admito que passei sim pelo que chamam de crise da meia-idade e me achei velha, no sentido pejorativo, mas hoje me orgulho muito de estar envelhecendo com saúde, vitalidade e cheia de vida.

PRECONCEITO ETÁRIO?

Em total dissonância com o movimento *ageless*, o preconceito etário é chamado de **ETARISMO**. O tema é bastante discutido pelo mundo, e existem inclusive leis contra a discriminação etária em ambiente profissional. O preconceito em relação à idade pode se manifestar por qualquer forma de humilhação ou discriminação contra os mais velhos, incluindo piadas e atitudes de exclusão em geral.

DIVERSIDADE ETÁRIA?

Bandeira que prega o **RESPEITO** e a **INCLUSÃO** das pessoas mais velhas. Empresas no Brasil já estão cientes desse recorte social e da necessidade de contratação de maduros. Mas muitas não sabem bem como encaixar essa faixa etária no dia a dia intensamente veloz das companhias. Treinamento de pessoas, adequação e otimização das habilidades natas ligadas ao mundo analógico são uma saída para que haja o tal mix intergeracional, fazendo valer o que cada geração tem de melhor, uma complementando a outra.

IDADE CRONOLÓGICA OU IDADE BIOLÓGICA?

A idade de cada um de nós está escrita, documentada. Uma data de nascimento é inquestionável. De todo modo, a saúde, a energia e o bem-estar de cada um vão muito além da quantidade de dias já vividos. Além da idade cronológica, cada um de nós tem uma idade biológica, que indica nossa vitalidade: se estamos saudáveis, aptos a realizar nossas atividades de maneira autônoma, se temos no corpo um meio para ação e não para restrição.

Nem todos envelhecem da mesma forma e muito disso não é definido só por genética e certidão de nascimento, mas pelo recorte social e muito, muito mesmo, pelo estilo de vida levado até aqui e daqui por diante. A longevidade não vem de graça. Envelhecimento saudável exigirá esforço e disciplina.

Observando mulheres da mesma idade, fica evidente. Qual é o modo de agir, de pensar e de sentir de cada uma delas? Como tratam a sua saúde? Quantas mulheres da mesma idade têm vitalidade absolutamente diferente? Chamamos de idade biológica, a idade indicada pela saúde e pelo estado fisiológico – um indicador que vai muito além da idade cronológica. A idade biológica tem a ver com a idade celular.

Embora haja uma interferência de fatores genéticos, muito da idade biológica é determinada pelos hábitos de cada pessoa. Alimentação saudável, prática regular de exercícios físicos, baixo consumo de álcool, controle do estresse, sono de qualidade e distância do cigarro

CAPÍTULO 1 - Os quarenta chegaram... E agora?

são alguns dos fatores que atuam diretamente na preservação da saúde e da vitalidade.

Por outro lado, populações que vivem em condições sociais precárias, com nutrição deficitária, falta de saneamento básico e sem oportunidades de cuidados de maneira adequada tendem a apresentar um envelhecimento precoce.

Em se tratando de pessoas com condições sociais semelhantes, também interfere na idade biológica o aspecto emocional, o que alguns chamam de idade psicológica, ou seja, a maneira como vivem, as experiências pessoais e, principalmente, o modo de encarar os processos da vida. Uma mulher bem resolvida com suas emoções, suas vivências, o que geralmente conseguimos com muita terapia e autoanálise, costuma valorizar o momento em que está e isso, por si só, já lhe confere mais entusiasmo e energia.

Depois dos 40, confesso que foram várias as ocasiões em que me peguei refletindo sobre o porquê de não me sentir com a minha idade cronológica, em termos de vitalidade e até de aparência. Sei que tem uma questão genética e, também, social que me beneficia, mas o fato é que dentro de mim sempre existiu uma energia de furacão, uma *ageless* raiz, e nunca me senti alinhada com o modelo que me foi apresentado quando criança.

Quando fui pesquisar sobre isso, achei vários exemplos e um deles me chamou muita atenção e me levou à infância: a Dona Benta, vovó do infantil *Sítio do Picapau Amarelo*, baseado na obra de Monteiro Lobato, que foi interpretada pela atriz Zilka Salaberry, de 1977 a 1986, tinha 60 anos de idade (tanto nos livros de ficção, como a atriz na vida real, tinha 60 anos).

Peraí! Terei 60 daqui a nove anos. Sem depreciar de forma alguma a vovó contadora de histórias, incentivadora de percepções e literatura junto aos netos, Dona Benta não parecia uma mulher disposta a transar, viajar o mundo inteiro, começar um novo trabalho. Ela estava fechada lá no sítio.

O audiovisual do passado não nos ajudou a enxergar a mulher de maneira libertadora e voraz. A voraz sempre foi a novinha. Não mostravam as lobas gatas de 50 anos, porque as mulheres não se sentiam assim, não se vestiam assim e a taxa de mortalidade era bem diferente.

Segundo o IBGE, nos anos 1970, a a expectativa de vida do brasileiro era de 57 anos. Olha como tudo mudou! Ou seja, quando nasci, em 1971, pelas estatísticas, daqui a seis anos já estaria morta.

Quando tive contato com os conceitos de ageless e idade biológica, as respostas a tantas perguntas vieram. Diria que viver livre de preconceitos relacionados a tempo ou idade nos confere leveza, autenticidade no nosso agir e, consequentemente, mais criatividade, realização e uma sensação até de adolescência. Hoje já se fala em segunda adolescência, justamente na maturidade.

Infelizmente, nem todas as mulheres conseguem viver dessa forma. Muitas ainda se prendem a velhos paradigmas e se submetem à rigidez ainda defendida em alguns meios. Mas nesses nossos idos da década de 2020, no entanto, já está mais do que na hora de sairmos do

CAPÍTULO 1 - Os quarenta chegaram... E agora?

piloto automático e nos desprendermos de imposições e padrões desatualizados.

Para aquelas que se sentem confortáveis vivendo dentro de estereótipos engessados, está tudo certo e sem julgamentos. Só alerto que, lá no futuro, pode ser bem mais difícil. Para as que têm outros chamados, para as que desejam novos espaços, é fundamental que reconheçam que o mundo está aí e que elas são absolutamente dignas de experimentá-lo da maneira que desejarem.

Querem dançar? Dancem. Querem viajar? Viajem. Querem mudar de trabalho? Experimentar um novo *hobby*? Tentar novas formas de se relacionar? Permita-se buscar o que a impulsiona – você se beneficiará demais e, certamente, experimentará maior realização, redução da idade biológica e não terá envelhecimento precoce motivado pelo estresse.

NEW AGEING MARKET

A expectativa de vida crescendo, as mulheres maduras buscando mais espaço, respeito e autonomia, cuidando--se e revelando-se cada dia mais vaidosas. Nada mais natural que o mercado de consumo e a comunicação voltada a esse público também venham se desenvolvendo.

Uma das frentes que ilustra bem essa tendência é a indústria da beleza no segmento maturidade. O chamado de **NEW AGEING MARKET** tem se desenvolvido em diversas frentes, com destaque para a cosmética. Em um rápido passeio entre gôndolas de grandes drogarias, cremes para rosto e corpo, óleos, hidratantes, shampoos e condicionadores, alguns dos produtos encontrados têm o carimbo *"anti-aging"* (antienvelhecimento). Abro um parêntese para mencionar que não concordo com o termo *antienvelhecimento*, mas entendo que a indústria está se adequando, aos poucos. O objetivo é envelhecer, processo **NATURAL** da vida, cuidando da saúde, da pele, do corpo, da cabeça, fazendo uso de produtos de qualidade que vão nos ajudar a **ENVELHECER BEM**, trabalhar na prevenção, respeitar o nosso tempo.

Quer ter aparência de 20 anos? Não vai acontecer, loba! Não existe nenhum produto que faça isso. Não existe nenhum cirurgião plástico capaz de parar o processo de envelhecimento, com fórmula da juventude. Conselho: aceite cada fase da vida, valorize e se respeite.

Voltando aos produtos, já existem vários, principalmente no exterior, rotulados de *ageless*, que, antes mesmo de 2020, já estampavam frascos de marcas de peso de cosméticos e maquiagens, vendidos em diversas partes do mundo. Garnier e Neutrogena têm seus cremes antirrugas rotulados como *ageless*. A Avena já levou ao mercado cremes sob o slogan *"absolutely ageless"* (absolutamente *ageless*). A Estée Lauder produziu batons sob a assinatura: *"Enter the ageless future"* (Entre no futuro *ageless*). Lancôme, Avon e muitas outras marcas de tradição também aderiram a essa corrente.

A tendência é **EVIDENTE**. As multinacionais não apenas estão voltando o olhar para o desenvolvimento de produtos para mulheres maduras, mas também estão validando o conceito de *ageless* em sua comunicação. A atenção que dão a esse público ilustra claramente a importância desse mercado e a **REPRESENTATIVIDADE** dessas mulheres no mundo atual.

Na mídia, esse público também vem ganhando destaque. As mais renomadas revistas de moda do mundo, como *Elle* e *Vogue*, já tiveram reportagens de capa acerca da temática *ageless*. Fora isso, não raras vezes vemos renomadas figuras da TV, da música e formadoras de opinião mundialmente reconhecidas falando sobre o tema ou sendo associadas ao universo *ageless*. Exemplos disso? Em dada ocasião, ao anunciar a participação da cantora Jennifer Lopez em seu programa, a jornalista, apresentadora de TV e comunicadora norte-americana Oprah Winfrey destacou o mérito de sua convidada representar personalidades que estão dando um **NOVO SIGNIFICADO** à maturidade, à vida após os 50. Segundo atestou, Oprah entendia Jennifer Lopez como uma mulher que estava redefinindo e atualizando conceitos do que significava para uma mulher ser forte, poderosa, inspiradora, aspiracional e encarar a idade sob uma **NOVA ÓTICA**.

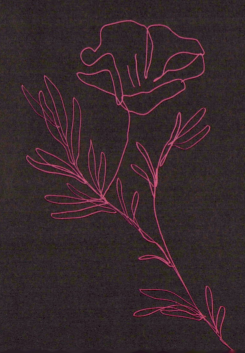

CAPÍTULO 1 - Os quarenta chegaram... E agora?

NOS RELACIONAMENTOS, A MARCA DA VERSATILIDADE

Nada de se prender a padrões. Para mulheres *ageless*, os relacionamentos devem seguir o curso conforme o desejo das partes envolvidas. Se não for a vontade delas, não estará em jogo a possibilidade de um casamento para agradar a família, a sociedade ou mesmo o parceiro. Se estiverem interessadas em relacionamentos mais fluidos, elas falam abertamente sobre o tema e defendem seu espaço sem cerimônia. Essas mulheres costumam dividir com o parceiro os trabalhos domésticos e o dever com filhos, quando os têm. Elas entendem que os relacionamentos não obrigatoriamente duram uma vida e só se justificam enquanto houver respeito, afeto, comprometimento e, acima de tudo, felicidade.

Não é à toa que tenho tamanha identificação com o *ageless*. Percebo traços desse modo de viver em várias vertentes da minha formação, incluindo minha estrutura familiar. Fui criada na década de 1970 em bairro tradicional de São Paulo, estudei em uma escola igualmente tradicional e posso dizer que minha família não era considerada muito normal naquele contexto, fugiu bastante do "modelo perfeito" que encontrava na casa dos meus amigos.

Era bem pequena quando meus pais se separaram e não era usual uma mulher criar uma filha sozinha, ser mãe solo, como dizemos hoje. Nosso contexto familiar era incomum, fugia dos padrões da época e claramente sofremos preconceito por conta disso. O pai biológico costumava me visitar, havia períodos em que tínhamos mais contato, mas nunca convivemos na rotina. A primeira figura masculina que, de fato, fez parte do meu dia a dia foi o segundo pai, Milton. Eles começaram a namorar quando tinha apenas 6 anos. Lembro-me de que ficava na janela de casa ansiosa para ver seu carro, torcendo para que ele chegasse logo para visitar minha mãe. Em pouco mais de um ano de namoro, os dois se casaram e fui madrinha do casamento. Adorei esse papel, ele revelava minha importância naquela união, naquela junção, na vida do casal. E assim cresci em um modelo familiar muito amoroso e nada convencional, um modelo que me preenchia, me alegrava demais.

A partir daquele casamento, pude experimentar pela primeira vez uma construção familiar no modelo convencional. Sou extremamente grata à vivência familiar que tivemos dali em diante.

Milton foi uma pessoa espetacular na minha vida. Sempre agiu comigo como um pai; foi meu pai, sempre me criou como se fosse sua filha – e, de fato, me sentia como tal. Desde muito cedo, portanto, fiz parte de uma família moderna e conheci a segurança e o amor que uma criança pode receber nesse contexto. Anos depois, isso me ajudaria a lidar com minha separação, na certeza de que seria capaz de dar uma boa base familiar para minha filha, ainda que não estivesse mais casada com seu pai.

Costumo dizer que sobrevivi no meio em que estávamos, mas, na verdade, me sinto muito feliz e orgulhosa por vir de uma família fora da caixa. Acredito que essa criação está intimamente relacionada a meu espírito inovador e à maneira aberta de lidar com o mundo. Acho que isso, no final das contas, desenvolveu em mim um olhar interessante sobre esse tema.

Houve momentos em que tive curiosidade e desejo de fazer parte de uma família tradicional. Depois, com a chegada do Milton na família, lembro-me de dizer para minha mãe que queria chamá-lo de pai, mas, ao mesmo tempo, tinha outro pai, então não entendia muito bem a dinâmica que vivia. Era muito nova e não tinha outras referências de famílias mescladas ao redor; sentia-me uma *outsider*, uma criança diferente das que me cercavam. O cenário realmente era diferente: tinha dois pais, tinha sido madrinha do casamento da minha mãe com meu segundo pai, realmente vivia em um contexto atípico em comparação com amigas. De todo modo, hoje posso dizer que me orgulho da minha formação e entendo que ela me colocou num patamar diferenciado em termos sociais, no que se refere a relações e à abertura. E muito antes de saber da existência do termo, me inseri no universo da família *ageless*.

E, DA MENINA, NASCE A MULHER

A mim, me fascina passear pela infância, entre lembranças minhas e de familiares, navegar pela história, seja ela lembrada, contada ou, por que não?, algumas passagens até inventadas, imaginadas, recriadas. Acredito que cada mulher nasce da menina que um dia foi e que, em nossas primeiras histórias, nossas versões originais, encontramos nossa essência. Na minha história, entendo como me desenvolvi, identifico os valores mais fortes e me deparo com minha verdade e autenticidade.

Então, pergunto: como você chega à maturidade? Será que você está em sintonia com sua essência? Como é comum uma mulher se afastar de sua essência... E como isso é sofrido! Especialistas em cuidar dos outros, em nos dedicar a filhos, marido, pais, trabalho, casa, não raras vezes nos abandonamos, nos esquecemos por completo. Nesses cenários, cedo ou tarde o sofrimento chega à consciência. E que bom quando nos damos conta de que a volta por cima está justamente no reencontro com nós mesmas. É um bom começo para uma reviravolta no cenário.

Já mencionei aqui o processo de renascimento que vivi entre meus 40 e 50. E nos momentos mais difíceis, sim, notei que estava afastada da minha essência. Muito da reconstrução se baseou numa reinvenção profissional – e, nessa dinâmica, o universo feminino, como tema de estudo, aprofundamento e dedicação, teve papel fundamental. Tentando interpretar esse renascimento, fixei-me na maneira como esse feminino se desenvolveu em mim, como se formou na infância.

Sou filha única de uma família bem feminina. Nos primeiros anos, fui criada especialmente por minha mãe e por uma tia que teve papel bastante importante na minha for-

CAPÍTULO 1 - Os quarenta chegaram... E agora?

mação, a tia Ligia. Digo que as duas foram minhas mães. Sempre via as duas trabalhando, produzindo, em ação. Curiosamente, não tenho lembranças de mulheres que não estivessem em ação – talvez isso tenha despertado em mim um importante espírito combativo.

Além da minha mãe e da minha tia, quando era bem pequena, minha avó também se revelava para mim. Ela morava no apartamento vizinho, mas adoeceu com depressões severas em um momento em que eu ainda era muito criança. Acho que era o único contexto em que via uma mulher inativa. Gostaria de ter conhecido minha avó sem depressão, também a minha bisavó, porque minha mãe Miriam sempre diz que ela era a mulher mais fantástica e alegre do mundo.

Minha relação com o feminino não é mergulhada naquela vaidade estereotipada. Embora gostasse de estar bonita, não me preocupava demais com o externo, com minhas roupas ou com a aparência. O que me fascinava mesmo eram as descobertas. Sempre fui muito comunicativa, adorava estar com pessoas. E era moleca. Em vez de aprender a me maquiar, gostava de brincar de polícia e ladrão com amigos do prédio. Caía, levantava, colecionava roxos no joelho. Decididamente não era uma menina do tipo delicada. E me divertia demais.

Entre os passatempos preferidos, vale dizer, estava o cinema, lugar que frequentava sempre com a tia Ligia. Mais tarde, o cinema se tornaria uma das minhas paixões e importante frente na minha atuação como jornalista. Eu e minha tia assistíamos, juntas, a filmes do Mazzaropi e dávamos muita risada. Adorava.

Nessa breve passagem pela minha infância e adolescência, é fácil notar a importância da comunicação na minha vida, da força do feminino, do trabalho, da influência do cinema. Não por acaso, acumulo tantos anos à frente das câmeras; vivo de me comunicar, me fortaleço com isso e, há tempos, tenho crescido e me realizado demais nesse trabalho de empoderamento feminino.

Minha narrativa, base para a salvação e renascimento foi essa. A partir dessa reflexão, a convido para navegar também por sua história, a olhar para sua infância, para a menina que foi. Experimente identificar suas maiores referências, preferências e paixões. E veja o que você trouxe para a vida adulta. Se houver muita coisa fora do menu atual, não desanime – entenda isso como um estímulo para se redescobrir. Reflita sobre a criança que você foi, procure pensar sobre ela e abraçar suas verdades, reencontrando-a verdadeiramente. Indo além, preste atenção nas atividades que a alimentam, no que a refaz, no que a carrega. Essa é minha dica, minha sugestão, minha forma de ajudar em seu empoderamento. Vale lembrar que, ao me comunicar com esse propósito e resgatar aspectos fundamentais da minha essência, eu própria me alimento.

" Recomeçar
te traz o frescor
de algo que já viveu,
mas com um
olhar desafiador. "

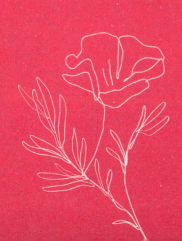

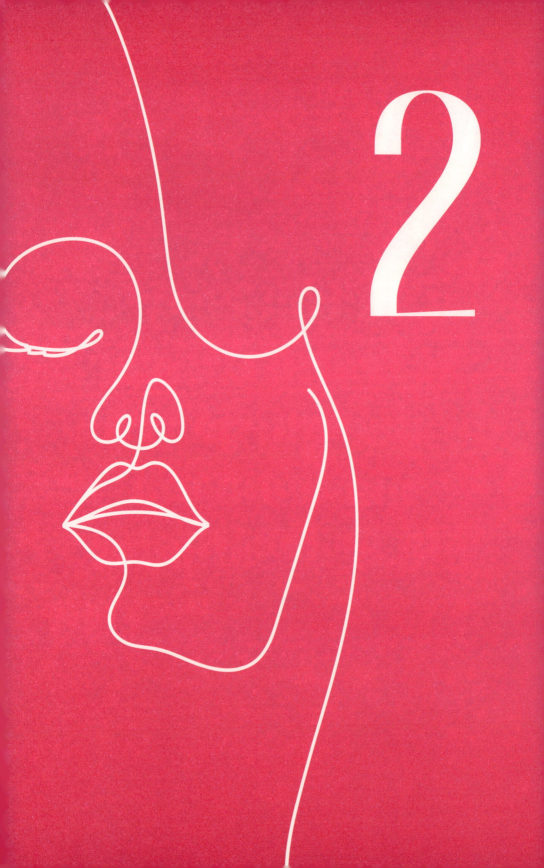

A SAÚDE DEPOIS DOS QUARENTA

A semana começou, minha energia estava baixa. Ao subir uma escada no prédio onde trabalhava e ao carregar compras de supermercado, estava mais ofegante do que de costume. Não identifiquei o motivo de me sentir daquela forma. Toquei a semana como pude. Na sexta-feira, terminei o dia com um *happy hour* entre amigos de trabalho. Passei o sábado indisposta por conta dos poucos drinques que havia bebido. Domingo ainda lidava com as consequências da noitada, que, em princípio, não havia sido uma extravagância. Meus hábitos não haviam mudado, mas meu corpo sim. Havia chegado aos 40+. Quando falo 40+, quero que fique claro que meu objetivo é focar nesse período entre a aproximação dos 40 até 50 e poucos anos, porque é nessa década que muda tudo.

Não tem como escapar. Desde o dia em que somos concebidos, passamos por um processo de maturação biológica. Envelhecemos desde o dia do nosso nascimento. Que fique bem claro, loba: você envelhece a partir do momento em que nasce, ponto. Mas o que na gestação, na infância, na adolescência e na juventude se revela como aprimoramento do organismo, a partir dos 40 anos sentimos baixas no físico, nos 45 sentimos mais, nos 50 mais ainda. Enfim, a idade traz o processo gradual de envelhecimento com desaceleração natural do corpo. Por isso, lhe digo: não romantize o envelhecimento, não existe *anti-aging* que faça você não envelhecer. O que funciona nessa fase são prevenção e uma rotina com hábitos saudáveis.

Você já teve a sensação de se esforçar mais e continuar na manutenção? É exatamente isso! Teremos que nos esforçar mais e desenvolver critérios de qualidade nas escolhas para equilibrar o jogo. Muita gente se apavora, mas a minha frase para essa década é: "nos 40+, precisamos de realinhamento e planejamento em busca do envelhecimento saudável". Quer ser centenária com saúde? Estilo de vida saudável tem que começar agora, se você já não começou.

Isso é viver. Simples assim, como se fosse uma conta matemática, porque o seu corpo sentirá o tempo. E as mulheres sentirão mais, por causa da aproximação da fase de quedas hormonais junto às infelizes crenças limitantes da estética perfeita. A gente se acha muito menos atraente e muitas se colocam no lugar de invisibilidade.

CAPÍTULO 2 - A saúde depois dos quarenta

O climatério marca o período de transição entre a fase fértil e a não fértil da mulher, como mencionei no capítulo anterior. É possível notar uma mudança na menstruação, que começa a ficar irregular, mais espaçada, geralmente com

POR ISSO, LHE DIGO: NÃO ROMANTIZE O ENVELHECIMENTO, NÃO EXISTE ANTI-AGING QUE FAÇA VOCÊ NÃO ENVELHECER. O QUE FUNCIONA NESSA FASE SÃO PREVENÇÃO E UMA ROTINA COM HÁBITOS SAUDÁVEIS.

fluxo menos intenso e menos duradouro. Doze meses seguidos sem menstruação indicam a chegada da menopausa. Seguidos, tá?!

Mesmo que você ainda não esteja nesse período, é importante informar-se sobre o tema. Nenhuma mulher foge dessa fase e, para lidar melhor com ela, compreender o que está acontecendo no próprio corpo é fundamental. Para quem não costuma anotar as datas de início e final da menstruação, é uma boa prática. Registrar as datas, as características principais do fluxo e eventuais sintomas. Levando as anotações e os exames posteriormente numa consulta, é possível conversar com o seu médico a fim de entender em que momento o corpo se encontra e receber as devidas orientações para lidar com eventuais incômodos e, se for o caso, procurar atenuar os sintomas em questão. Exames de rotina e de hormônios são importantíssimos para entendermos nosso corpo, como ele está reagindo a cada ano.

Entre as brasileiras, a menopausa acontece por volta dos 50 anos, como já falei, mas há variações. Algumas podem ter a menopausa tardia, enquanto outras podem entrar nessa fase precocemente, ainda por volta dos 40. Chama-se menopausa precoce. Aconteça quando acontecer, a menopausa vem acompanhada de quedas hormonais e de sintomas delas decorrentes. Uma minoria de mulheres não apresenta sintomas. Considero essas mulheres felizardas, porque não é fácil. Mas também não é impossível.

ENTRE OS SINTOMAS MAIS COMUNS DESSE PERÍODO, ESTÃO:

- *Dificuldade para dormir;*
- *Oscilações de humor com irritabilidade acentuada;*
- *Dificuldade de concentração;*
- *Insônia;*
- *Ondas de calor (também chamadas de fogachos);*
- *Suores noturnos;*
- *Queda da libido;*
- *Secura vaginal;*
- *Ressecamento da pele;*
- *Ganho de peso.*

Nem todas as mulheres apresentam tantos sintomas e, entre os que despontam, nem todos são obrigatoriamente intensos, marcantes e incômodos. As manifestações do corpo em resposta às mudanças hormonais variam de uma mulher para outra. Ninguém consegue saber antecipadamente pelo que vai passar. A incerteza é uma das marcas dessa

CAPÍTULO 2 - A saúde depois dos quarenta

fase da mulher e, também por isso, medo e ansiedade costumam existir em quem se percebe às vésperas desse contexto. Mas com informação, a proposta deste livro, sempre será muito mais fácil.

Meu climatério começou aos 47, 48 anos de idade. Alterações relacionadas à menstruação surgiram aos poucos e, com o passar dos anos, foram se mostrando mais evidentes. Chegou um momento em que o fluxo quase não vinha e, quando chegava, era escasso e tinha coloração amarronzada. Lembro-me de que sentia ansiedade em alguma medida e uma irritação incontrolável, como se fosse uma TPM muito forte. Eu que já tinha dificuldade para dormir, passei a ter muita insônia – e acabei, inclusive, me rendendo a um indutor do sono, sob orientação médica, para me ajudar.

Ainda antes de chegar à menopausa, consegui restabelecer o equilíbrio emocional. Nunca deixei a terapia e o acompanhamento psiquiátrico, por causa dos meus antecedentes de depressão. Sou bastante atenta e levo muito a sério o tratamento.

Em relação à parte física, perdi peso com uma dieta sem loucuras e voltada à comida de verdade, mais exercícios físicos e orientada por um endocrinologista. Fiz uso de um medicamento injetável à base de semaglutida, que me ajudou. Mas digo que foi a minha disciplina na dieta, por, pelo menos, oito meses, que me fez emagrecer.

Perdi 14 kg em dois anos. Tudo devagar e com qualidade para nunca mais ter que ficar no efeito sanfona.

E realmente nunca mais engordei. A aproximação da menopausa me trouxe a consciência de que precisava encarar tudo com mais seriedade, porque seria difícil depois. Acho que foi a primeira vez que fiz uma dieta sem mentir para mim mesma, não tinha roubadinha e fiquei firme no propósito de chegar ao meu objetivo.

Enfim, atualmente na pós-menopausa, percebo meu metabolismo realmente mais lento e hoje ganho peso com muito mais facilidade do que quando tinha 30 anos, o que é totalmente previsto pela ciência. Não é só a entrada na menopausa que a fará engordar, é um combo, uma sucessão de fatos. Você provavelmente chegará aos 40 e poucos (como eu e a maioria das mulheres) sem mudar a alimentação, sem fazer exercícios como rotina, suponho que ficará mais estressada por causa de um mundo complicado, cuidado com filhos, questões de trabalho e tal. E aí virão com a idade: mudanças hormonais, perdas de massa muscular, metabolismo lento etc. Entendeu que é uma bomba-relógio?

Peso saudável — e cada uma tem o seu, depende de ossatura, idade, milhões de fatores que um médico poderá lhe falar — trará mais vitalidade e mobilidade no dia a dia.

Prestei muita atenção em cada detalhe do que vivi nesse período. Registrei sensações, impressões e as compartilho aqui para que mulheres que ainda não passaram por isso saibam o que pode vir pela frente e possam se antecipar de uma forma ou de outra. Ainda que cada uma tenha seu corpo, seus hábitos, sua genética,

> **Maturidade e vitalidade se complementam.
> É a busca da saúde aliada às experiências de vida.**

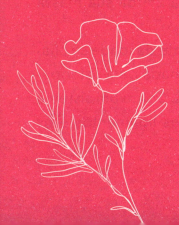

sua história e suas particularidades, alguns aspectos são similares para várias de nós.

Entre mulheres de gerações anteriores, a informação era escassa. Falava-se muito pouco sobre menopausa, muitas inclusive se envergonhavam por estarem nessa fase. Mas parece que isso está ficando para trás. Hoje, principalmente a mulher *ageless*, aquela que não se determina por um marcador de idade, ao contrário, reverencia e admite a sua idade como processo construtivo da maturidade e se conecta com o mundo por interesses, com todas as gerações que quer sem preconceitos, isso sim traz verdade para as que desejam voar livres.

As mudanças hormonais são desafiantes e justamente por isso é fundamental a mulher antecipar-se, informar-se, fortalecer-se, atuar na prevenção e na preparação do corpo e da mente para lidar com elas da melhor maneira possível.

O CORPO EM MENOPAUSA

É biológico, natural, previsto: à medida que amadurece, a mulher perde massa muscular, como já falei, num processo que nitidamente se acelera a partir dos 40 anos. Com o passar dos anos isso se acentua, de modo que, dos 50 em diante, a mulher tende a perder de 1 a 2% da sua massa muscular por ano.

A perda de massa muscular decorrente da idade se chama sarcopenia e costuma ser acompanhada pela osteopenia, que é o enfraquecimento dos ossos. Como um sistema puxa o outro, os ossos, os músculos, os ligamentos e os tendões costumam ficar mais fortes ou enfraquecer juntos. Perder músculos, portanto, significa um aumento das chances de ter osteoporose, artrite, sofrer com dores crônicas nas costas, ter quedas, fraturas etc. Coisa que a gente vê em pessoas mais velhas, nos 60+, 70+. Mas acredite, loba, que com o tanto de sedentarismo que constatamos atualmente, comida ruim e estresse, essas dores típicas da "velhice" virão antes para a maioria da população.

No gráfico a seguir, desenvolvido por Matthew Schrager, especialista norte-americano em fisiologia do envelhecimento, fisiologia do exercício e biomecânica, é possível verificar o movimento natural da perda muscular, em um processo inevitável, ainda que seja beneficiado pela prática de atividades físicas.

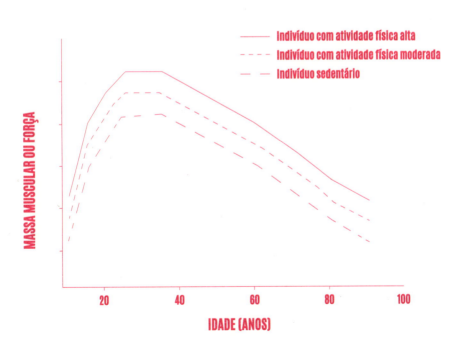

Embora não seja possível reverter esse processo, podemos, por meio das atividades físicas de peso, equilibrar a perda muscular e nos manter em patamares mais altos de preservação dos músculos. Os exercícios que atuam especificamente nessa frente são os de força e peso.

Para trabalhar o corpo nesses aspectos, a melhor opção são os exercícios de musculação, embora haja outras alternativas, como Pilates e exercícios localizados realizados com pesos e elásticos resistentes. Principalmente para quem não tem o costume de treinar, o ideal seria fazê-lo sob a supervisão de um profissional de educação física, seja em uma academia, em um clube, no parque ou até mesmo em casa.

Ao longo do tempo, práticas leves realizadas regularmente, duas ou três vezes por semana, já geram respostas positivas no organismo, beneficiando o desenvolvimento muscular e ósseo. Segundo os médicos, o ideal nessa fase seria todo dia ou pelo menos cinco vezes por semana. O corpo como um todo agradece o hábito que, no médio e longo prazo, permite que sigamos aptas a realizar atividades tão simples e importantes quanto subir uma escada sem sentir dores nas pernas, carregar uma sacola de supermercado pesada, levantar um cachorro de dez quilos, enfim, tudo o que parecia simples, sem músculos fortes acaba se tornando difícil.

Outra questão física importante e diretamente relacionada ao envelhecimento é a desaceleração do metabolismo e a tendência a ganho de peso. Como já antecipei, vai acontecer.

CAPÍTULO 2 - A saúde depois dos quarenta

Por defesa, o corpo, com o tempo, começa a operar de um modo mais lento, economizando energia e gastando menos calorias se comparado a organismos mais jovens. Se aos 30 anos de idade uma mulher queimava determinada quantidade de calorias realizando tarefas básicas em um dia de trabalho, essa quantidade será menor aos 40, ainda menor aos 50, 60 e assim por diante. É como se o corpo acionasse o modo "preservação calórica" – e a consequência, obviamente, é maior tendência ao ganho de peso. Junto a isso, a maioria nos 40, 50 tem tantas atividades com outros (filhos, pais, companheiros, casa) que, naturalmente, já não tem um estilo de vida saudável, o que piorará muito a qualidade de vida dessa mulher, se não fizer nada.

> **TESTE DA LOBA:**
>
> Suba todas as escadas do seu prédio, pelo menos dez, ou de qualquer edifício, e veja se você sente dor nas pernas, nas coxas. Se já sente dor como se faltasse força, dificuldade no impulso para subir, provavelmente já está com músculos que não a sustentam como deveriam. Sinal de alerta!

Para driblar o problema e lidar com essa mudança do metabolismo sem ganhar peso, a solução são os hábitos saudáveis, uma dieta equilibrada e, mais uma vez, a realização de atividades físicas regulares. Além dos exercícios de força e resistência que citamos ao falar de preservação muscular (2 x por semana, 30 min pelo menos), a mulher que pretende controlar melhor o peso deve fazer exercícios aeróbicos. Correr, dançar, andar de bicicleta, subir escadas ou simplesmente caminhar três a cinco vezes por semana por cerca de uma hora já faz diferença.

Uma hora sem parar. Parou por um minuto, segundo os médicos, voltamos à estaca zero. Quando vemos gente na rua, no farol, marchando, essas pessoas estão certas. O aeróbico ajudará o nosso coração, também na produção de hormônios que geram bem-estar. Exercício físico é remédio na maturidade. Não é mais uma opção. Pratique e os gastos de dinheiro na farmácia serão bem menores no futuro.

NOTA DA LOBA:

Nos 50+, os médicos já falam que exercício físico deve ser todo dia. Exercício de peso, tipo musculação, não. Mas caminhadas diárias não têm nenhuma contraindicação; pelo contrário.

A combinação realmente beneficia o corpo e muda a qualidade de vida: exercícios aeróbicos e de força. Com isso, é possível acelerar o metabolismo em alguma medida, ganhar massa muscular e diminuir a gordura corporal que compromete a mobilidade, a agilidade, a autoestima e tantos prejuízos traz para a saúde.

Incorporar a prática à rotina é decisivo para a saúde. Se você não é do grupo que ama esportes como eu, sugiro que comece hoje mesmo a buscar algo que a agrade, que faça sentido para você. Escolha uma atividade em ambiente onde se sinta bem, onde encontre outras pessoas, onde se divirta de alguma maneira.

CAPÍTULO 2 - A saúde depois dos quarenta

MINHA HISTÓRIA, MEU CORPO, MINHAS DORES, ALEGRIAS E O TRANSTORNO ALIMENTAR

Eu tinha apenas 14 anos e, para ganhar meu próprio dinheiro, comecei a trabalhar como modelo para comerciais de TV e fotos publicitárias. Gostava do que fazia, gostava do resultado financeiro, das experiências, da autonomia que aquela atividade me dava. Só não imaginava o preço alto que ao longo do tempo pagaria por trabalhar com minha imagem.

Sempre fui uma menina curvilínea e me sentia bem com meu corpo, era uma adolescente normal. Não era magérrima, nem altíssima, meu biotipo era outro. Tinha minhas curvas e estava tudo bem, estava satisfeita com meu peso. Por conta do meu trabalho como modelo, no entanto, não demorou chegar a uma agência e ser "orientada" a perder dez quilos. Até então eu me achava normal, me sentia bem com meu corpo, estava saudável. Realmente não vi sentido naquilo, mas foi uma questão de tempo até aquele discurso que, de maneira direta ou indireta, passaria a permear minha rotina, começar a mexer comigo.

O que acontecia com as meninas era cruel. Eu não era a única vítima. Estávamos nos anos 1980 e, para as garotas que quisessem trabalhar como modelo, havia esse "pode ou não pode", "deve ou não deve", modelos *plus size* nunca seriam aceitas naquela época. O padrão da moda exigido era rígido - ou as meninas se encaixavam naquelas demandas ou tchau mesmo; não precisariam sequer voltar, não haveria trabalho para elas.

A moda ainda não honra 100% a mulher com o biotipo dela. Ainda hoje, muitas marcas não querem mulheres gordas nas fotos. Observem o *app* de vendas de alguma marca que vocês gostam e vejam se essa marca prioriza a diversidade corporal ou não. As imagens contam tudo.

Na minha época de modelo, o mal-estar e os prejuízos gerados por tamanha pressão eram evidentes não apenas em mim, mas em várias meninas. Perdi a conta de quantas vezes vi garotas começando a fumar, acreditando que o cigarro as faria emagrecer. Pior ainda, vi adolescentes cheirando cocaína para não engordarem. Uma delas morreu de overdose e foi até capa de uma revista semanal famosa. É óbvio que não se chega à overdose de uma hora para outra. Mas posso afirmar que muitas começaram nessas drogas para não sentirem fome. Fui viciada em anfetaminas, remédios para emagrecer, tenho vídeos no meu canal no YouTube, no meu Instagram, que contam essa história justamente para alertar outras mulheres.

Por conta dessa pressão pelo corpo magro, ia me distanciando da minha verdadeira imagem; realmente me perdi da minha imagem pessoal e comecei a buscar algo que jamais seria. Acabei desenvolvendo uma relação muito ruim com meu corpo. Entrei num efeito sanfona, um tal de engorda, emagrece, engorda, emagrece. Tinha raiva daquilo tudo. Emagrecia quando mandavam, mas depois voltava a comer, voltava a engordar, não mantinha a linha que me era imposta. Minha mãe me apoiava, nunca quis que eu fosse modelo – mas insistia e escondia latas de leite condensado no armário

CAPÍTULO 2 - A saúde depois dos quarenta

e, de madrugada, voava naquele açúcar (efeito rebote).

Foi questão de tempo e o inevitável aconteceu. A adolescente saudável que aos 14 anos pisou pela primeira vez em uma agência de modelos logo começou a ter problemas. Passei a ter uma visão distorcida do meu corpo, a questão do emagrecimento virou uma

> **A MODA AINDA NÃO HONRA 100% A MULHER COM O BIOTIPO DELA. AINDA HOJE, MUITAS MARCAS NÃO QUEREM MULHERES GORDAS NAS FOTOS. OBSERVEM O APP DE VENDAS DE ALGUMA MARCA QUE VOCÊS GOSTAM E VEJAM SE ESSA MARCA PRIORIZA A DIVERSIDADE CORPORAL OU NÃO. AS IMAGENS CONTAM TUDO.**

neurose; tive transtornos alimentares bastante sérios. Embora não tenha tido bulimia, vivi algumas situações muito agressivas, como o "aprendizado" de vomitar após comer. Eram "dicas" passadas de modelo para modelo. Eu comia tudo o que queria, depois vomitava. Em seguida, por um tempo, não dava vontade de comer, não dava fome. Mas depois vinha um desejo incontrolável de comer, uma compulsão junto à culpa de ter "fracassado" mais uma vez. Era uma bola de neve.

Com as anfetaminas, eu que já era uma menina acelerada, ficava pilhada. Pilhada, sem fome, com a boca seca, gosto horrível na boca e, depois de um tempo, triste, por causa dessa droga. A anfetamina é da família da cocaína, diz o meu endocrinologista. Passava o dia com uma maçã ou com um chocolate. Não pensava em nutrição ou em saúde, apenas em perda de peso. Por isso que, hoje, responsabilidade e autocuidado com a minha saúde, autoamor com o meu biotipo real, com meu corpo do jeito que é, são tão importantes para mim.

Entendo que desde essa época vivo em manutenção, como se tivesse uma doença mesmo, pois um transtorno alimentar que se desenvolve em algum momento da vida requer atenção permanente. O transtorno que no meu caso foi ativado no trabalho como modelo, para muitas mulheres é ativado pelo ideal de magreza imposto pelas mídias e pela própria sociedade. Na minha época, eram as capas de revista. Hoje, são as mídias sociais. Cada uma à sua maneira, são muitas as meninas e mulheres que passam por isso.

Sei que sofri muito nesse contexto e, terminada a carreira de modelo, eu me libertei daquela pressão. Ganhei uns quilos, voltei a me alimentar bem, mas muitos danos já haviam sido feitos, minha relação com a alimentação e o corpo não era mais a mesma. O processo foi devastador para mim, não apenas psicologicamente, mas também para meu organismo. Precisei de muitos anos para me libertar dos prejuízos daquela dinâmica.

EM CADA FASE, NOVOS DESAFIOS PARA O CORPO

Aos 29 anos me casei e acredito ter vivido um dos melhores períodos em relação ao meu corpo. Meu ex-marido me incentivava a fazer exercícios físicos; comecei com musculação regularmente e aquilo me fez bem. Perdi peso, consegui me manter bem, adquiri mais consciência em relação a meu corpo, minha saúde melhorou. Vivenciei na época uma ótima relação com meu corpo. Cheguei, inclusive, a ser

CAPÍTULO 2 - A saúde depois dos quarenta

capa de revistas que falavam de dieta e de saúde. Até que engravidei.

Estava com 34 anos e, na gestação, engordei 25 quilos. Especialmente nos primeiros meses de gravidez, meu pensamento era: "Tenho que me alimentar por dois". Eu comia dois sanduíches naturais, por exemplo, e me defendia dizendo que os sanduíches eram de pão integral, que continham proteína etc. Comia tudo em dobro e, obviamente, não demorou para que as transformações no meu corpo denunciassem meus exageros. Vejo nesse comportamento um padrão lá de trás. Meu médico também me fala que tive um efeito rebote por causa do tanto de anos que usei anfetaminas.

Meses depois do nascimento da Lara, perderia os tantos quilos que havia ganhado. Como não consegui amamentar por ter feito uma cirurgia de redução de mama, voltei a tomar anfetaminas, por desespero. A Lara nasceu em dezembro e, em março, apresentaria a cerimônia do Oscar na TV. Ninguém me pediu para emagrecer, mas óbvio que canais de televisão nunca gostaram de mulheres acima do peso. Era 2006. Hoje, gordas, grisalhas, LGBTQIA+ são "de certa forma" aceitas. Mas não era assim.

Precisava trabalhar e era simplesmente impossível tocar a rotina com sobrepeso. Emagreci, cheguei a ficar bem, mas a partir dos 40 anos, principalmente quando passei por uma depressão, engordei novamente. Mais acima, quando falei do meu ganho de peso depois dos 40 anos e expliquei que deve acontecer com todas, mostrei o gráfico e tudo. Junte-se a isso o caos do meu transtorno alimentar que já existia. Estava no olho do furacão do início da desaceleração por causa da idade, em meio a cargas do passado. Nem sei como descrever a minha cabeça naquela época.

Eram 200 gramas em um mês, 400 gramas no outro, meio quilo no outro... O que parece pouco, se não for revertido, pode representar quatro, cinco, seis quilos em um ano. O fato é que, em pouco mais de dois anos, acabei engordando catorze quilos. Minhas roupas não serviam mais, meu corpo havia se transformado. Minha vitalidade não era a mesma. Abandonei as anfetaminas por causa do tratamento de depressão, sobre o qual entrarei em detalhes no próximo capítulo, e com isso a minha muleta para não comer. Junto à chegada dos 40, com toda a mudança de metabolismo, veio a gordura corporal.

Meu caso não é isolado. Esse ganho de peso depois do nascimento dos filhos e dos 40+ é muito comum entre mulheres, principalmente entre as que têm dois ou mais filhos em curtos períodos. Elas engravidam, dão à luz, meses depois engravidam antes de terem voltado ao peso que tinham antes da primeira gestação, às vezes na sequência engravidam novamente. E quando se dão conta, o caçula já está correndo pela casa e elas estão dez, vinte quilos acima do peso inicial.

Para mulheres que vão ganhando peso aos poucos, sugiro que prestem atenção a cada dois, três quilos ganhos. Procurem um médico ou nutricionista para ajudar. O ideal é que tenham disciplina e procurem voltar ao peso de-

CAPÍTULO 2 - A saúde depois dos quarenta

sejado antes de deixar que muitos quilos se acumulem, pois, na medida em que se afastam demais do peso que consideram saudável, o desafio de emagrecer parece aumentar e a motivação dá lugar ao desânimo. E se a mulher estiver se aproximando da menopausa, como já disse, perder peso se torna muito mais difícil.

COMO EMAGRECI DEPOIS DOS 40

Não tenho problemas em mostrar as fotos do período em que engordei. Eu me sentia bonita de roupa. Sem roupa, não me olhava no espelho. As poucas vezes em que me encarei nua, achava aquele corpo feio. Mesmo madura e mais consciente, o ideal da magreza sempre foi uma meta. Horrível falar isso, mas é a verdade. Hoje, sou, de certa forma, feliz com celulites, flacidez e uma gordura aqui e ali. No fundo aceito, o que é um passo gigante. E da aceitação, dia a dia, da minha imagem real, vem a cura. Muitas fotos que faço com pouca roupa acho lindas e me acho gata. E faço fotos de lingerie, maiô e tal, justamente para me livrar da minha cabeça tóxica que ainda está em processo e inspirar outras mulheres a se encararem sem a imposição da suposta "perfeição". Talvez muitas de vocês ainda se vejam nesse lugar, mas vamos juntas.

O excesso de peso me causou um problema no pé e a perda parcial da minha mobilidade. Tinha a questão estética, mas chegou à saúde. Passei a perder a agilidade, a me cansar facilmente. Além disso, a sola doía muito; não conseguia caminhar direito. Cheguei a contratar uma *personal trainer,* pois queria começar a correr, mas não conseguia; as dores eram intensas. Foi então que me dei conta de que precisava mudar aquela dinâmica. Um ortopedista falou para operar o pé. O outro disse: perca peso e acaba o seu problema no pé.

Ainda não estava na menopausa, mas sabia que ela se aproximava, que em uns cinco anos estaria nessa fase e que o emagrecimento seria ainda mais difícil. Tudo isso me motivou a me transformar e a encarar a dieta da vida, mas tinha pavor de fracassar de novo e de novo. Como se não tivesse mais forças para recomeçar.

E como foi minha transformação? Como emagreci depois dos 40 anos? Não há fórmula mágica. Para início de história, fui ao médico, fiz uma série de exames e ajustei meus hormônios. É impressionante o que um desajuste hormonal representa na vida de uma pessoa. Por isso é muito comum mulheres às vésperas da menopausa se sentirem desequilibradas. As variações hormonais são muitas e sofremos com elas. Há momentos em que sabemos que não somos da maneira como estamos nos sentindo ou nos revelando – mas é mais forte do que nós mesmas. E a questão não é apenas comportamental, reflete-se também na alimentação, no corpo e no peso. Daí a importância do acompanhamento médico e das avaliações hormonais.

Junto ao controle hormonal, passei por um processo de reeducação alimentar e comecei a comer de maneira saudável, balanceada, numa dieta na qual persisti por

CAPÍTULO 2 - A saúde depois dos quarenta

cerca de oito meses com muita disciplina, praticamente sem escapadas. Aí sim consegui emagrecer. Vale dizer que não estou falando simplesmente em dieta. Principalmente a partir da maturidade, devemos incorporar a boa alimentação aos nossos hábitos e praticá-la por toda a vida. Se nos descuidamos em eventos pontuais, não há problema, contanto que logo retomemos os hábitos saudáveis e equilibrados. Vez ou outra cometo alguns abusos com doces, mas rapidamente tento voltar a meu equilíbrio. Minha meta é consumir cada vez mais comidas "de verdade" e menos açúcar branco. Também fujo da compulsão alimentar. Sei que ainda que cometa alguns deslizes, não posso desistir de me cuidar. Nunca mais tomei anfetaminas na minha vida.

Além do cuidado com a alimentação, devo meu emagrecimento ao fato de ter começado a me exercitar regularmente. Exercícios aeróbicos passaram a fazer parte da minha rotina, uma prática que me ajuda a manter o peso. Confesso que tenho preguiça e que me esforço para me exercitar. Adoraria que existisse um equipamento que fizesse tudo por mim. Eu deitaria e a ginástica dos meus sonhos aconteceria enquanto eu estivesse

> **PRINCIPALMENTE A PARTIR DA MATURIDADE, DEVEMOS INCORPORAR A BOA ALIMENTAÇÃO AOS NOSSOS HÁBITOS E PRATICÁ-LA POR TODA A VIDA. SE NOS DESCUIDAMOS EM EVENTOS PONTUAIS, NÃO HÁ PROBLEMA, CONTANTO QUE LOGO RETOMEMOS OS HÁBITOS SAUDÁVEIS E EQUILIBRADOS.**

descansando, esforço zero. Para fortalecer os músculos, no entanto, é preciso esforço, não tem jeito. Morro de inveja de quem se exercita por prazer. Pessoas que adoram atividades físicas, que revelam não conseguir ficar sem exercícios, que se sentem mal quando não fazem esporte, que entendem a academia como um ambiente de relaxamento. Adoraria sentir isso, mas sou do tipo que se obriga. Hoje, tenho a motivação da saúde. Mas, se pudesse, fugiria do esporte.

Perdi a conta de quantas vezes vesti a roupa de ginástica e, antes de chegar à academia, peguei o celular e comecei a trabalhar ou desviei do caminho para tirar da frente qualquer pendência de trabalho que poderia ser resolvida em outro momento. Mas tenho que admitir que, quando saio de uma aula de *bike*, por exemplo, sou outra pessoa. O exercício realmente muda o jogo.

O fato é que, com ou sem entusiasmo, consegui fazer minha reeducação alimentar, consegui praticar exercícios físicos regularmente e, em dois anos, aos poucos, perdi catorze quilos.

Aos 47, 48 anos, entrei no climatério. Aos 50, na menopausa, e com o peso que desejava, tendo recuperado minha mobilidade e me sentindo bem com meu corpo. Fiz até um ensaio nua, que foi pura libertação para mim, quando fiz 50 anos. Está no meu canal no YouTube: Livre aos 50. Sei que a manutenção do peso saudável, que não é o corpo supermagro no meu caso, exige atenção permanente, principalmente com o passar do tempo.

CAPÍTULO 2 - A saúde depois dos quarenta

DICA DA LOBA:

Nunca mais tive balança no meu banheiro e me peso a cada 4, 6 meses. Isso me dá uma paz sem tamanho. Não quero nunca mais ficar louca por ter engordado 500 gramas ou 1 quilo. Chega! A minha saúde mental agradece. Indico que você se baseie apenas nas suas roupas, se estão mais justas ou mais largas.

Se no passado tantas vezes quis emagrecer em decorrência da ditadura da magreza, atualmente cuido do meu corpo em prol da saúde. Essa consciência e esses cuidados hoje me compõem e entendo que devem compor a rotina de toda mulher madura. Estou nesse processo de peito aberto, cara limpa, para ser cada vez mais livre, mais eu, mais independente dos padrões.

Deixo abaixo o acesso para alguns exames meus que mostram as mudanças pelas quais passei a partir dos 40 anos, principalmente sobre a perda de massa muscular após os 45.

75

EM PAZ COM O PRÓPRIO CORPO

Qual é seu peso ideal? Ou melhor: será que existe um peso ideal? Levei muito tempo para entender o peso que gostaria de ter. Tenho 1,65 m e hoje vejo que quando estou com 63 kg me sinto saudável, consigo ter a agilidade que tanto prezo e me sinto feliz com meu corpo. Não entendo o peso ideal como uma imposição de um meio, mas como a percepção de cada mulher em relação a seu corpo, a um peso em que ela se sente bem-disposta, saudável e feliz com a própria imagem.

É importante nessa equação cada mulher conhecer seu corpo, suas curvas, seu tipo físico. Não adianta querer ter curvas que não condizem com suas formas. Não adianta querer ter o corpo da atriz mais bonita de Hollywood ou da modelo mais visada internacionalmente. Cada mulher precisa conhecer seu corpo, observar-se, entender suas formas, seu biotipo e, aí sim, dentro de seus próprios padrões, buscar o melhor peso, a melhor definição muscular, um resultado que lhe seja possível. Esse movimento alimenta não só uma boa relação com o corpo, mas também o amor-próprio.

Considerando o desenho do seu corpo, é fantástico entender o que acontece com seu organismo diante de dois, três, cinco ou dez quilos a mais ou a menos. Tendo noção desses parâmetros, aí sim a mulher consegue pensar em um peso ideal, um número que pode se tornar uma bússola, uma direção para onde deseja caminhar, ainda que vez ou outra se perca na trajetória.

Para chegar a esse número, não apenas a parte estética deve ser levada em conta, mas também a saúde da

CAPÍTULO 2 - A saúde depois dos quarenta

mulher. O peso ideal deve ser obrigatoriamente compatível com um organismo saudável. De nada adianta ser magérrima e ter carência de nutrientes. Na outra ponta, a concentração de gordura, principalmente na região abdominal, é sabidamente ruim para a saúde. Quando se fala em peso ideal, portanto, deve-se considerar algo saudável dentro do biotipo de cada uma, longe de qualquer exagero, de qualquer excesso, de qualquer espelhamento em referências inatingíveis.

Sabendo aonde se deseja chegar com o próprio corpo, enfim, é preciso ter disciplina. Nada de buscar a loucura da perfeição – o importante é se alinhar consigo mesma e percorrer o caminho da satisfação dentro de suas possibilidades. Hoje, se uma pessoa criticar meu corpo por algum motivo, só lamento, não tenho o que fazer. Busco em mim um peso que me agrade e que seja saudável para meu biotipo. Procuro estar bem comigo mesma, simples assim.

Para atingir essas metas, nada melhor do que um bom planejamento. A seguir, algumas orientações capazes de ajudar na empreitada.

OBSERVE SEU CORPO:

- *Tenha intimidade consigo mesma, observe-se nua, usando roupas íntimas, vestida. Procure se conhecer verdadeiramente. Entenda seu corpo.*

- *Atenção à variação de peso. Tenha o costume de se pesar, de tirar suas medidas ou, pelo menos, de vestir regularmente peças que acusem eventual ganho ou perda de peso.*

- *Identifique qual é o seu peso ideal (ou intervalo de peso ideal) e procure redobrar a atenção com alimentação e prática de atividades físicas toda vez que se perceber afastando-se dele.*

- *Consulte um médico para avaliar (e eventualmente ajustar) seus níveis hormonais.*

MEXA-SE:

- *Ainda que não tenha o hábito de se exercitar, disponha-se a inserir esse costume em sua rotina, em prol do seu corpo e da sua saúde.*

- *Coloque o exercício físico como prioridade no seu dia e na sua semana. Não se sabote. Filhos, clima, companheiro, trabalho ou compromissos aos finais de semana não devem impedir sua prática.*

- *Tenha constância na prática. O que no começo pode parecer difícil, com o tempo se transforma em hábito. Os resultados só acontecem quando há consistência.*

- *Principalmente se você não tem o costume de se exercitar, procure fazê-lo sob a orientação de um profissional de educação física.*

ALIMENTE-SE BEM:

- *Quer fazer uma dieta? Escolha uma que faça sentido para você, que contemple todos os grupos alimentares e que, se possível, seja indicada por um médico ou nutricionista.*

- *Fuja de dietas malucas. Dietas desbalanceadas e supostamente milagrosas não costumam fazer bem ao corpo*

CAPÍTULO 2 - A saúde depois dos quarenta

e muitas vezes ainda geram o tão temido efeito rebote, fazendo a pessoa engordar mais ainda após seu término;

- *Se quiser emagrecer, priorize a boa alimentação. Existem incontáveis medicamentos e fórmulas divulgados para esse fim, remédios apresentados como soluções milagrosas para o emagrecimento, mas muitos deles têm efeitos colaterais devastadores para o organismo.*

- *Mais do que pensar em dietas isoladas, procure fazer uma reeducação alimentar, adquirir hábitos capazes de transformar seu corpo e beneficiar sua saúde no longo prazo.*

- *Procure entender as consequências dos alimentos para seu organismo. Será que algum dos alimentos que consome desperta em você compulsão alimentar, uma vontade de comer mais e mais? Preste atenção e, com base nisso, tente fazer boas escolhas alimentares.*

- *Para ter resultados, busque sempre boas orientações e haja com disciplina, coerência e constância. De nada adianta fazer dieta por cinco dias e depois passar uma semana comendo e bebendo de tudo. O corpo precisa de rotina.*

CIRURGIAS PLÁSTICAS

SEM PRECONCEITOS. Há quem recorra às plásticas para modificar feições, reduzir rugas, resolver questões do corpo depois de perder muito peso. Há quem faça cirurgia depois de acidentes ou até para atenuar marcas decorrentes de intervenções cirúrgicas ou tratamentos de saúde. Seja qual for o motivo, para quem tem questões físicas que lhe parecem importantes e não podem ser tratadas de maneira não invasiva, entendo que as plásticas podem sim ser uma opção. É bom lembrar, no entanto, que não são procedimentos triviais.

A mulher que se submete a uma plástica o faz visando a determinados resultados. Mas será que o procedimento, obrigatoriamente, gerará o efeito esperado? Será que envolve possibilidade de deixar imperfeições ou cicatrizes significativas? A recuperação é rápida? Que riscos o procedimento pode apresentar para a saúde? Antes de se submeter a qualquer procedimento, é fundamental que a mulher **SE INFORME**, entenda o procedimento em si, seus riscos, resultados esperados e possíveis intercorrências. É importante esclarecer eventuais dúvidas. Não adianta fazer redução de seio, por exemplo, e depois ficar insatisfeita com a cicatriz decorrente da cirurgia. Ou fazer a mesma redução e engordar dali a dois anos, de modo que a mama volte a crescer. Todo procedimento envolve riscos e tomar ciência disso também significa agir com RESPONSABILIDADE. Informações evitam surpresas e permitem que a mulher faça escolhas conscientes, assertivas e inteligentes.

Já me submeti a algumas cirurgias plásticas. Sempre mantive o rosto, fiz apenas um *lifting* de leve para amenizar olheiras e tal. Já fiz algumas cirurgias no corpo, incluindo lipoaspiração e uma abdominoplastia tempos depois do nascimento da minha filha. Com conhecimento de causa, sugiro às mulheres que queiram fazer algo assim que busquem um PROFISSIONAL DE CONFIANÇA, informem-se, façam escolhas coerentes com o próprio gosto, entendendo que, para além de um companheiro, de amigos ou de a toda sociedade, só devemos nos submeter a procedimentos que também façam sentido para nós mesmas. Digo isso alertando para o risco de uma mulher modificar o corpo para agradar terceiros, sem que a mudança seja um chamado dela própria. É fundamental respeitar o PRÓPRIO GOSTO, as preferências pessoais.

Entre as mulheres 40+ que porventura busquem procedimentos com a intenção de rejuvenescer, enfim, é importante que entendam que, embora a aparência mude, ninguém poderá modificar a idade por meio de procedimentos estéticos.

> "Autocuidado é respeitar sua essência como mulher."

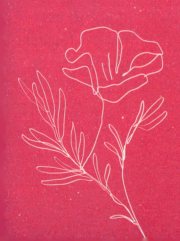

CAPÍTULO 2 - A saúde depois dos quarenta

PREVENÇÃO É O GRANDE TEMA

Como você estará daqui a dez anos? E daqui a vinte, trinta, quarenta anos? Enquanto você lê estas páginas, inúmeros cientistas espalhados pelo mundo trabalham para que cada vez mais indivíduos estejam aptos a viver por mais tempo, com uma qualidade de vida melhor. Investigando os biomarcadores genéticos do envelhecimento no DNA das células, por exemplo, alguns pesquisadores têm como ambição permitir que, contrariando o curso natural do tempo, sejamos capazes de frear nosso envelhecimento biológico, como se trocássemos o motor do carro.

O resultado de tantos esforços é a expectativa de vida que está aí, crescendo ano após ano, levando-nos mais longe e permitindo que tenhamos uma temporada prolongada da nossa existência – duas, três vezes mais longa que a de nossos antepassados.

Temos tomado conhecimento de indivíduos chegando a seus 90, 95, 100 anos de idade! Já contei que tenho uma amiga de 100 anos, né? O que em nossa infância soava como impensável hoje é uma realidade. Chegar aos 100 anos (e com saúde) é assunto presente. E de mãos dadas com a vida que se prolonga, apresenta-se a urgência de nos prepararmos para um bom futuro, de nos cuidarmos, de investirmos em nossa saúde para não apenas estarmos simplesmente sobrevivendo nos próximos 30, 40 ou 50 anos, mas para estarmos vivendo com saúde, autonomia e qualidade de vida.

A boa notícia é que o elixir da longevidade saudável está aí para quem quiser. Não se trata de uma poção mágica, mas de um conjunto de hábitos capazes de elevar a qualidade de nossa maturidade e pós-maturidade. Falamos em cuidados para o corpo, em preparação para os anos que estão por vir, na construção de uma vida baseada em práticas saudáveis. Para a mulher 40+, o momento chegou. Esteja ela à beira dos 40, já quase nos 50 ou depois dos 60 anos, não importa: o momento de se cuidar é esse. É o que fazemos hoje que definirá nossa saúde e bem-estar nas décadas de vida que esperamos ter pela frente.

Tendo em vista que, depois dos 40 ou 45 anos o processo de envelhecimento passa a ser mais ativo do que a preservação natural do organismo, a adoção de um estilo de vida saudável, cuidando verdadeiramente do corpo, impõe-se como algo urgente. Quem não se cuidar infelizmente pagará um preço alto.

Para a mulher que quer atravessar bem o início da menopausa e seguir saudável daí em diante, relaciono alguns cuidados que, pelo menos para mim, foram apresentados e fizeram muito sentido. Hábitos que me ajudaram a ingressar bem na menopausa, a amenizar alguns sintomas próprios desse período, a ter uma dose de controle sobre mim mesma conforme meu corpo se transformava. Foram práticas que me fizeram tão bem, fizeram tanto sentido na minha vida que as incorporei à rotina e pretendo seguir com elas, envelhecer levando-as comigo. Não falo aqui de estética, mas de saúde e qualidade de vida. Compartilho a seguir.

CAPÍTULO 2 - A saúde depois dos quarenta

• DISCIPLINA COM HORÁRIOS

Tento seguir uma rotina de horários. Não passo mais a noite toda acordada. Se faço isso, acordo destruída no dia seguinte. Sinto-me bem quando consigo dormir pelo menos oito horas por noite. Tento manter essa disciplina, pois sei da importância do sono, ainda mais depois de certa idade. Se não faço isso, meu relógio biológico sente, não fico bem.

• ÁLCOOL APENAS COM MODERAÇÃO

Gosto de beber quando saio, mas hoje tenho mais cuidado ao escolher o que bebo. Tenho muito mais prazer em beber na companhia de amigos, então raramente bebo em casa, sozinha. Procuro fazê-lo apenas quando estou com companhia. Diria que fiz um movimento similar com chocolate. Quando passamos por um processo de reeducação alimentar, optamos por comer apenas doces ou chocolates de que realmente gostamos. Considerando calorias do chocolate ou efeitos do álcool no corpo, é fundamental escolher, restringir. Não vale a pena comer um doce qualquer por comer ou consumir bebidas alcoólicas por consumir. Hoje tem opções de cervejas sem álcool também. Provei e gostei, viu!

• EXERCÍCIOS FÍSICOS ROTINEIROS

Estou em processo, tentando entrar numa rotina mais rígida de exercícios físicos. Não rígida no sentido de ser extremamente puxada, mas disciplinada. Isso porque percebi que todos os sonhos que tenho para daqui a cinco ou dez anos, por exemplo, estão relacionados com meus exercícios físicos de hoje. Se não estiver bem com meu corpo, não vou conseguir, por exemplo, viajar pelo mundo todo, morar em várias cidades como desejo. Quero fazer tanta coisa, mas como fazer sem ter saúde, sem ter força nas pernas, nos braços? Daí meus esforços para praticar exercícios físicos diariamente (ou quase isso).

• CORPO BEM HIDRATADO

Nosso corpo tem grande percentual de água em sua composição e hidratar-se, portanto, é fundamental. Não se trata apenas de me hidratar, mas de me hidratar de modo a beneficiar meu corpo.

Segundo as nutricionistas, precisamos beber no mínimo 35 ml de água por kg de peso. Como perdemos muito líquido durante o sono, é necessário beber logo de manhã cerca de 300/400 ml de água. Já na menopausa, o valor aumenta para 40 ml por kg de peso.

Veja o vídeo em que a nutricionista explica melhor o cálculo:

UMA MULHER GRISALHA? POR QUE NÃO?

Decidi me **DESCONSTRUIR**. Aos 50 anos, surgiu em mim o desejo de experimentar o **CABELO GRISALHO**, de conhecer minha natureza do momento, de compreender, aceitar e vivenciar o visual que naturalmente despontava em mim. Tratei o momento quase como um laboratório, uma oportunidade de me questionar, de entender a reação do mundo à maturidade assumida por uma mulher. Sei também que estar na TV, grisalhando, e mostrar o meu envelhecimento pode fazer com que outras mulheres vejam esse processo como **ALGO NATURAL** (que é!) e não tenham tanto medo ou se sintam oprimidas quando homens as chamam de velhas, pejorativamente, e supostamente invisíveis.

Minha segurança e minhas inseguranças entraram em pauta. Pintar o cabelo é como colocar uma máscara, uma fantasia. É possível sair do grisalho para o loiro, o moreno, o ruivo. Posso me construir como quiser. E no momento que optei por experimentar a versão grisalha, eu me deparei com momentos de aceitação e de não aceitação, acolhimento e estranhamento vindos de terceiros e de mim mesma. Me chamaram a atenção até comentários do tipo: "Você está ótima, está 'superjovem'", atestando a reprovação ao envelhecimento que toda sociedade de fato vive. Todos querem seguir vivendo, mas ninguém quer envelhecer.

Para mim, experimentar o universo grisalho vem representando **OUSADIA, DIVERSÃO E AMPLIAÇÃO** do conhecimento em torno do amadurecimento. Gosto do meu cabelo grisalho, gosto dessa versão, mas... E quando me vejo como única mulher grisalha em uma festa, em um bar ou em um evento qualquer, em meio a dezenas de mulheres da minha idade? E quando um homem que entendo como interessante revela desinteresse pela mulher grisalha? É claro que fico triste.

Há ocasiões, admito, em que o entusiasmo pela iniciativa dá lugar à insegurança, situações em que vejo essa escolha estética freando a aproximação entre pessoas. São momentos em que fico entre minha realização pessoal, como mulher que se admira, considera-se bonita e interessante, e minha insegurança diante de terceiros que, embora me pareçam atraentes, não se atrevem a se aproximar de uma mulher 50+ com cabelos em versão original.

Não quero fingir idade. Não quero ser a novinha ou passar por uma mulher dez anos mais nova. Acho ótimo que as pessoas que me veem saibam que sou uma mulher de 50; e uma mulher aos 50, hoje, pode ser **GATA, SENSUAL E SEDUTORA**. Por mais que fique insegura em relação a um homem optar por dar andamento a uma conversa ou me evitar por conta dos meus cabelos grisalhos, entendo que aquele que seguir comigo na conversa representará uma escolha **MAIS ASSERTIVA**. Afinal, de que valeria eu estar com um homem que desejasse estar com uma mulher só pela idade? Não sou uma mulher de 40. Sou uma mulher de 50. E, pelo menos até a próxima tintura, sou grisalha. Simples assim. E com orgulho, lobas!!!

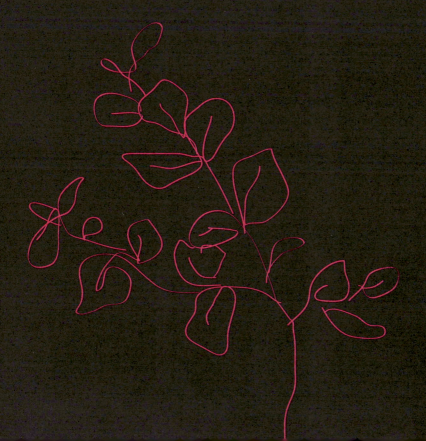

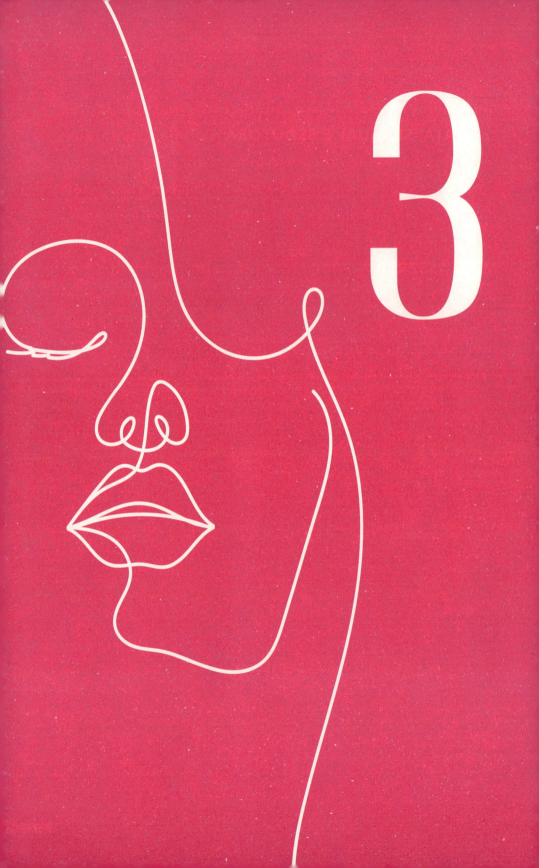

POR UMA MENTE SAUDÁVEL

O que aconteceria se precisássemos lidar com uma TPM que se estendesse por dias, semanas, meses, anos... sem parar? Para algumas mulheres, em termos psíquicos, a chegada à menopausa se manifesta dessa maneira, como se fosse um longo período de tensão pré-menstrual, marcado por instabilidade emocional, com destaque para oscilações de humor, irritabilidade, cansaço, ansiedade, insônia, baixa na libido, nevoeiro mental com esquecimentos e, em alguns casos, tristeza e até depressão. A mulher que quando jovem passou por depressão, teve depressão pós-parto ou tem histórico de depressão na família precisa ficar atenta, porque as quedas hormonais virão com tudo e a fragilidade psíquica, para algumas, também. Foi o meu caso.

Se há pouco falamos da necessidade de a mulher 40+ trabalhar o corpo, fica aqui o alerta: é preciso cuidar também da mente. É importante lembrar que a saúde mental engloba muito mais do que os aspectos biológicos do indivíduo – o tema envolve o comportamento, as vivências e os sentimentos. Enfim, aspectos psicológicos em geral.

A irritabilidade que a mulher vive nessa fase é justificada não apenas por oscilações hormonais, mas também pela fase de vida em que ela se encontra. Em algum momento entre os 40 e 50 anos, é comum a mulher começar a refletir sobre a vida, no que fez e não fez até aquele momento. As que têm filhos e os veem crescidos, após anos numa intensa dinâmica de dedicação e cuidados, têm a oportunidade de olhar para si mesmas.

O psicológico da mulher 40+ depende em grande parte das vivências e das experiências que ela teve ao longo da vida – e do desenrolar das reflexões que ela passa a ter à medida que amadurece.

Infelizmente, é comum ver uma mulher sustentar durante anos uma situação que não lhe fala ao coração. A mulher sentir, incomodar-se com uma dinâmica, seguir praticando-a e deixar dores se acumularem. E quando se dá conta, quando enfim para e decide analisar a própria vida (o que tantas vezes ocorre a partir dos 40 anos), ela explode. E de repente. Em alguma medida, a irritabilidade da mulher varia de acordo com os incômodos que ela identifica em sua trajetória e as ferramentas que tem para lidar com eles.

CAPÍTULO 3 - Por uma mente saudável

Vale ainda dizer que as alterações hormonais do período que envolve a menopausa fazem que a mulher tenha mais dificuldade para lidar com as questões que se apresentam no momento em questão – sejam elas rotineiras ou desafios maiores. Nesse momento da vida, tudo tende a parecer mais difícil, como se houvesse uma ampliação dos fatos, uma sensação meio de impotência. Em casos extremos, as dificuldades apresentam-se como gatilhos para episódios depressivos. Eu mesma vivi isso – e no meu caso aconteceu pouco antes dos 40; eu não estava sequer no climatério. Ainda que, no meu caso, a depressão não tenha chegado com a menopausa ou com o climatério, acho importante mergulhar nesse tema com atenção especial. O assunto é sério e bastante comum e recorrente entre as mulheres que estão entre 40 e 50 anos, principalmente.

NO CORPO FEMININO, A DEPRESSÃO

Segundo a Organização Mundial de Saúde, a OMS, cerca de 5% da população mundial sofre de depressão. Em 2022, isso representava mais de 350 milhões de pessoas, em sua maioria mulheres. Por questões hormonais, fisiológicas, culturais, comportamentais e de sobrecarga de trabalho, pesquisas apontam que temos duas vezes mais chances de desenvolver essa doença do que os homens. E depois dos 40 anos, conforme mencionamos, as mudanças hormonais que sofremos nos tornam especialmente suscetíveis a esse tipo de questão. É comum ouvirmos de mulheres maduras que estão exaustas.

É por isso que incentivo muito minhas seguidoras nas redes sociais a desenvolverem o autocuidado, tentarem se dar um tempo diário sozinhas fazendo algo de que gostam, para que essa sobrecarga comprovada não vire uma bola de neve até o ponto de comprometer a nossa cabeça com uma doença.

A saúde mental é muito importante nessa fase e muitas de nós nos deixamos chegar ao limite. Eu deixei e tive uma crise de pânico no meu camarim, na Rede Record, aos 38 anos. Meu corpo gritou e se manifestou. A gente acha que está sempre no controle e desconsidera que involuntariamente algo pode nos interceptar.

A depressão é uma doença seríssima. O indivíduo se olha no espelho e não se reconhece, deixa de saber quem é. Em depressões severas, a pessoa não come, não sai da cama, não toma banho. Não tem vontade de nada. Fica calada, não quer interagir com ninguém, quer permanecer dentro de casa, fechada no quarto escuro, na cama, em um lugar onde se sinta minimamente segura. Não quer contato com o mundo exterior, pois não tem energia.

Passei por tudo isso, as dificuldades são indescritíveis. Falo com conhecimento de causa. Depressão não é só tristeza. Na depressão, há um comprometimento no dia a dia da pessoa, trazendo danos no trabalho, na vida pessoal, no círculo de amizades, como se fosse um efeito dominó.

Mas o que exatamente desencadeia a depressão? Embora haja muitos estudos acerca do tema, a saúde mental não é uma ciência exata, médicos e pesquisadores não conseguem

> **Autocuidado vai além...
> É proteção,
> é respeito,
> é acolhimento.**

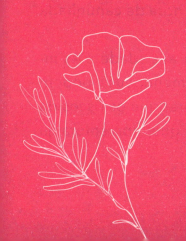

ter respostas precisas sobre o que desencadeia cada caso de depressão. Há fatores que sabidamente aumentam as chances de ocorrência da doença. A predisposição genética (identificada pelo histórico de depressão na família) é um deles e justifica uma atenção especial sobre o tema. Dores psicológicas intensas também podem servir de gatilho para depressão em quem tem tendência hereditária para tanto. Entre essas dores, podemos citar a perda de familiares ou de pessoas queridas, problemas com trabalho, dificuldade financeira, questões de saúde, traumas intensos etc.

Especificamente na menopausa, questões hormonais podem desencadear ou agravar tais quadros. A queda significativa de estrogênio nesse período, por exemplo, está entre os vilões para as mulheres que têm predisposição à doença. Outro desafio nesse contexto é a queda dos níveis de endorfina e serotonina, hormônios que reduzem a ansiedade, a irritabilidade e a tristeza. No que se refere a esses dois hormônios, é possível estimular sua produção (e minimizar seu déficit no organismo) por meio da prática de atividades físicas. Desse modo, as atividades físicas ajudam a mulher a se fortalecer em termos emocionais, reduzindo a possibilidade de percalços relacionados a quadros depressivos. Uma hora de caminhada por dia ajudará muito na prevenção.

Somadas às questões hormonais, a ansiedade e as inseguranças da mulher em relação à menopausa podem ser gatilhos para depressão. Vale lembrar que os riscos da doença são maiores para as mulheres que, porventura, já

CAPÍTULO 3 - Por uma mente saudável

tenham vivido episódios desse tipo em algum momento da vida. Afinal, uma das marcas da depressão são as recidivas. A depressão que tive às vésperas dos meus 40, aliás, foi recidiva. Relato a seguir.

NOS BASTIDORES DE UMA DOR

Sou uma mulher leve, bem-humorada, comunicativa, dou risada com facilidade. Mesmo em temas sérios e densos, tenho uma maneira descontraída de me comunicar. Trabalho, suo, tenho uma paixão profissional, uma filha, propósitos na vida. Ainda assim, a depressão me pegou de jeito. Ela é uma doença séria e deve ser tratada, não é uma questão de apenas força de vontade.

Era 2009, eu estava com 38 anos de idade, já tinha passado por uma crise de pânico, fazia terapia, mas não estava suficientemente forte para o que se apresentaria em meu caminho. No ano seguinte, em 2010, eu com 39, foram três golpes fortes demais em um curto período: eu me separei, saí de um emprego estável e perdi meu pai em um acidente trágico. Perdi o eixo familiar, de certa comodidade e afeto, profissionalmente partia para produções independentes e para a escrita do meu primeiro livro *Mulheres que Brilham*, o que me tiraria do dia a dia de agitação e do contato com muita gente. A solidão pode ser e foi um gatilho, sim! E mais para a frente eu teria uma baixa financeira importante; quebrei financeiramente, em decorrência de uma grande crise, que começou nos Estados Unidos, em 2008, e chegou com tudo no Brasil em 2010, justamente o ano em que larguei voluntariamente meu emprego que me dava sustento todo mês. Chegou uma hora em que a minha reserva acabou e ninguém queria investir; veio muito desemprego no jornalismo e fiquei quase sem saída.

Mas voltando a 2010... A morte do meu pai foi um golpe fortíssimo para mim, porque não tive a chance de me despedir. Ele saiu de casa um dia para trabalhar e nunca mais voltou. Mortes trágicas são um gatilho dificílimo de lidar. Percebam que tudo aconteceu junto: 40 anos, crise existencial, perdas, fim do ciclo do casamento, filha pequena, crise econômica, morte na família...

Somado a tudo isso, eu tinha tendência à depressão. Por um lado, tinha histórico familiar; minha avó materna teve depressões severas desde os 30 anos de idade. Ela chegou a ser internada algumas vezes com esse diagnóstico, numa época em que os remédios apresentavam fortes efeitos colaterais, deixavam os pacientes fora do ar. Fora isso, eu mesma já havia tido a doença; no caso, depressão pós-parto. Ou seja: as chances de uma recidiva, especialmente em um momento delicado, eram enormes.

Na ocasião ainda não estava no climatério. Entretanto, por conta do meu histórico e da minha genética, eu realmente seria uma grande candidata a ter uma depressão ou outros transtornos psiquiátricos, conforme me aproximasse da menopausa. Essa questão deve estar sempre no meu radar, é um ponto ao qual precisarei prestar atenção por toda a vida. E meu conselho a vocês é fazerem a mesma coisa.

CAPÍTULO 3 - Por uma mente saudável

Para cada pessoa a depressão se manifesta de uma forma. Eu, Maria Cândida, uma mulher conhecida pela energia, pelo entusiasmo, pelo otimismo, pela garra, experimentei sintomas fortíssimos, sensações terríveis, que não desejo a ninguém. Há quem acredite que pessoas bem-humoradas e ativas não possam passar por uma depressão. Isso não é verdade.

Minha depressão foi severa. Fiquei fora do ar. Senti que não pertencia mais a este mundo, me desconectei de tudo. Olhava para o teto o tempo todo. Não conseguia ver o lado positivo das coisas. Chorava. Sentia uma angústia, uma dor. Parecia que estava presa, amarrada, sem chão, sem propósito, não tinha perspectiva de futuro, tudo se confundia. Eu me sentia ausente, em outro mundo. Fiquei tão fora de mim, que não enxergava passado nem futuro, apenas a dor do presente, uma dor constante, uma tristeza profunda. Eu tinha a impressão de que aquela tristeza seria eterna, de que nunca mais sairia daquilo, de que aquilo nunca mais passaria.

Meu quadro só se agravava. Estava muito fragilizada. Minha autoestima no chão. O trabalho, que sempre me estimulava e me motivava, corroborava com a minha crise. Eu estava fora da TV para investir em um projeto próprio, como contei, mas fui atropelada por uma crise mundial. Quando meu dinheiro acabou, comecei a procurar emprego e, óbvio, fui atrás de emissoras de TV. Havia tentado emprego em várias delas, mas não conseguia me recolocar. Comecei a achar que não poderia voltar a trabalhar na área; acreditei que para mim aquilo tinha acabado. Comecei a procurar outros caminhos; trabalhei como relações públicas em uma agência de eventos, fiz curso de comunicação corporativa na Fundação Getulio Vargas, em São Paulo. Contratei um *headhunter* para ver se conseguia me colocar no mundo corporativo. Pedia indicação para todo mundo. Mas o tempo ia passando e não conseguia nada interessante, a questão financeira se agravando... Tudo isso ia me minando, eu me enfraquecia cada dia mais. Por mais que precisasse sair daquela situação, sentia-me sem forças para lutar.

Até que fui chamada para um trabalho na Rede Família, em 2014, e em 2017 na TV Aparecida. Eu estava realmente mal, teria que morar três dias por semana em um hotel da cidade, longe da minha filha, em São Paulo, mas topei o desafio. Era minha única chance de virar o jogo.

Nas primeiras gravações, sentia muita ansiedade, ficava com a boca seca, minhas mãos tremiam. Não raras vezes, cheguei a tomar remédios para conseguir me acalmar e não tremer nas gravações. Estava tomada por uma insegurança que nunca havia sentido. Eu estava no fundo do poço.

Apesar da vulnerabilidade em que me encontrava, fui adiante no desafio. E foi assim que ingressei numa verdadeira imersão no Santuário de Aparecida, no interior de São Paulo. Toda segunda-feira, às cinco horas da manhã, eu viajava para Aparecida. Ficava lá até quarta no meio do dia, quando voltava à capital para passar o restante da semana. Apesar de a emissora ficar perto, meu

CAPÍTULO 3 - Por uma mente saudável

programa não era gravado na TV e, sim, em um estúdio dentro do santuário, em seu subsolo. Dentro, gente! Não acredito em coincidências. Acho mesmo que o destino me levou até lá, um lugar espiritualmente mais seguro, para eu me refazer em todos os sentidos e dar a virada que dei depois. Sem aquela passagem por Aparecida, não teria chegado ao meu momento atual, que classifico como um dos melhores da minha vida.

Era um programa feminino e, uma vez por semana, fazíamos um bate-papo com padres. Embora não fosse um programa religioso, tinha muito contato com padres – e isso me fazia bem porque era um ambiente mais tranquilo, diria mais bondoso que uma TV normal. Sou espírita desde os 14 anos de idade, mas tenho amigos de todas as religiões. O Espiritismo respeita muito todas as crenças e essa abertura me agrada demais.

O fato é que, ao longo de dois anos, em todas as segundas, terças e quartas, eu passava oito horas por dia no santuário. Naquele lugar, era como se eu estivesse sempre blindada, muito protegida. Pouco a pouco fui me acalmando, a ansiedade diminuindo, os problemas financeiros foram se resolvendo. Para o programa, voltei a fazer entrevistas regularmente, entendi que de fato sabia entrevistar e o vídeo é minha vocação. Fiz as pazes com minha profissão e me dei conta de que o trabalho em TV era o que gostava mesmo de fazer, era o que sabia fazer, onde estava meu talento, meu dom, minha paixão. Olhei para mim mesma com carinho, resgatei minha autoestima, reequilibrei minhas finanças, comecei a atuar na internet, o que amo muito, e foi uma descoberta; tomei fôlego para abrir novos caminhos.

A temporada no santuário foi um divisor de águas. Entendo que tive uma proteção extra no tempo em que trabalhei por lá. Não sou católica, no Espiritismo não cultivamos imagens, não entendo direito essa questão de devoção a imagens, mas não posso ignorar o fato de que foi um período muito importante para minha vida. Com alguma frequência eu saía do estúdio e, sozinha, ia contemplar a imagem santa. Eu rezava, refletia, pensava que não era por acaso que estava lá, que deveria haver algum motivo para estar naquele lugar. Cheguei a pedir em oração que tal motivo me fosse revelado, mesmo porque não era fácil passar quase metade da semana longe da minha filha Lara; tinha o vai e vem na estrada, perrengue de hotel, fora de casa... A vida pra lá e pra cá não é simples.

Não sei interpretar o que exatamente aconteceu comigo durante essa vivência em Aparecida. O que posso dizer é que não estava bem em São Paulo e, a partir do momento em que comecei minha imersão semanal no santuário, tudo começou a fluir bem na minha vida, consegui minha virada. No final das contas, os dois anos que passei trabalhando no santuário me alinharam e me estruturaram para que eu pudesse reencontrar minha força, retomar as rédeas da vida e seguir por outros caminhos.

Devo dizer que não é fácil compartilhar esse relato tão pessoal, mas entendo como necessário. Meu objetivo não é

CAPÍTULO 3 - Por uma mente saudável

assustar ou amedrontar quem lê estas páginas, mas alertar outras mulheres, fornecer elementos para que sejam capazes de antever e identificar eventuais sinais de uma depressão, principalmente nessa fase dos 40 aos 50 anos, justamente por causa da chegada à maturidade e à menopausa.

Se conseguir evitar que uma única mulher passe pelo que passei, estarei feliz. E para as mulheres que, como eu, se perceberem diante de uma depressão, quero dizer que, sim, é possível superá-la. No meu caso, saí dessa apoiada em meu trabalho, contando com acompanhamento médico, com a ajuda de antidepressivos e terapia. Sou totalmente a favor da medicação, se for prescrita por psiquiatras. E uma dica: nunca pare o remédio de repente. Uma vez, achei que já estava bem, e joguei tudo privada abaixo. Resultado: em um mês ou dois, tive uma recaída pior que a depressão inicial. O desmame do remédio tem que ser bem orientado. E algumas pessoas, como eu, terão indicação de medicação para a vida toda, por serem vulneráveis geneticamente. A gente aceita numa boa tomar remédio para pressão ou outros, mas para a cabeça ainda vivemos em preconceito.

Hoje bem, refeita e com a vida mais estruturada, mas ainda na metade do caminho, conto a minha história. E posso dizer sem hesitar que saio dessa mais forte. Cada vez

> **SE CONSEGUIR EVITAR QUE UMA ÚNICA MULHER PASSE PELO QUE PASSEI, ESTAREI FELIZ. E PARA AS MULHERES QUE, COMO EU, SE PERCEBEREM DIANTE DE UMA DEPRESSÃO, QUERO DIZER QUE, SIM, É POSSÍVEL SUPERÁ-LA.**

que saímos de um abismo, saímos mais resistentes, mais experientes, mais seguras de que somos capazes de lidar com grandes adversidades. *Ainda que haja dores, tristezas, fraquezas e medos, sabemos que nossas forças e nossa coragem são capazes de superá-los. Fé é uma palavra fundamental. Fé não precisa ter uma religião envolvida. A fé nos faz acreditar, sem um motivo racional, que tudo está no lugar certo. E depois de um tempo, realmente percebemos que estava tudo certo.*

Palavra de quem partiu do modo sobrevivência e chegou ao renascimento. Quando estava em depressão e mal conseguia falar, minha psiquiatra me alertava para lembrar que já tinha passado por isso. Em meio à dor e à desesperança total, é difícil alguém lhe falar para esperar um pouco até o medicamento fazer efeito. Cada dia parece uma década de sofrimento. Mas passa. Passa e a atitude mais inteligente é se munir de todas as ferramentas para perceber os sinais de depressão. Quem já passou por isso sabe que começamos a identificar os sinais. Ao primeiro sinal, procure ajuda médica.

SERÁ QUE É DEPRESSÃO?

Tristeza profunda, desânimo, falta de vontade de se relacionar com o mundo, dificuldade de realizar atividades cotidianas, falta de apetite, dificuldade para dormir. Em momentos extremos, vontade de não existir. Se você se identifica com alguns desses sentimentos, procure um psiquiatra, um psicólogo, ajuda profissional o quanto antes. **SEM RESISTÊNCIA OU PRECONCEITOS.** Talvez você esteja apenas com sintomas decorrentes de uma variação hormonal, algo passível de ser resolvido. Mas se está se sentindo realmente diferente do usual, se já teve depressão em algum momento da vida ou tem casos de depressão na família, a possibilidade de essa doença estar em cena não deve ser descartada. É muito importante prestar atenção. Sua vida **VALE A PENA** e, por mais difícil que possa parecer a fase em que você se encontra, é possível **SUPERÁ-LA** com acompanhamento profissional e pessoas queridas por perto.

Na depressão que vivi às vésperas dos 40 anos, não demorou para que eu chegasse a um diagnóstico, já que tive sintomas muito parecidos com os que havia tido em episódio anterior da mesma doença. Acontece que nem todas as mulheres passaram por isso previamente – daí a importância de um olhar atento a sentimentos diferenciados, assim como da procura por um especialista para eventual diagnóstico. Se você se antecipar, olhar com atenção para os sinais do seu organismo e procurar ajuda sem demora, a evolução da doença poderá ser freada, lidar com ela será mais fácil.

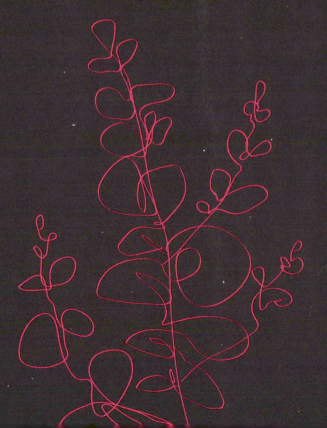

CAPÍTULO 3 - Por uma mente saudável

A SUPERAÇÃO POSSÍVEL – E VITAL

Houve um tempo em que se falava muito pouco sobre depressão. Era um tabu, tema obscuro, pouco conhecido ou discutido. Felizmente, hoje a doença é exposta, debatida, são muitas as informações disponíveis para quem sofre com ela. Quem precisa lidar com o transtorno sai ganhando tanto no que se refere a tratamentos quanto em relação às redes de apoio.

Em casos de depressão, o acolhimento de amigos e familiares (se possível, bem informados sobre a doença) é fundamental. Pessoas que possuam vínculos de afeto e confiança e que compreendam que para vencer essa doença não basta ter força de vontade – o paciente precisa ser cuidado por um psiquiatra, ser acompanhado por um terapeuta. Ainda que métodos alternativos possam ajudar, por si só não resolvem. Independentemente de a depressão ser leve ou severa, em muitos casos o paciente precisa ser medicado, já que a doença reflete um desequilíbrio nos neurotransmissores.

E para quem, em algum momento da vida, passar por uma depressão, seja ela desencadeada pela baixa de hormônios da menopausa ou por qualquer outro motivo e contexto, é importante ficar alerta em relação a possíveis recidivas. Uma vez que a depressão atinge uma pessoa, está revelada nela uma propensão para a doença. Daí em diante, cuidados redobrados com o tema, é preciso ficar sempre alerta, ela pode voltar. Gatilhos. Entenda os seus gatilhos que, quando acionados, geram a tristeza e o estado depressivo.

E o lado positivo de tudo, novamente falo com conhecimento de causa, é que cada vez que saímos desse abismo temos a impressão de estarmos renascendo. Isso sim é maravilhoso. Uma sensação real de renascimento. A pessoa sai mais forte, consciente de sua capacidade de se reerguer, de se reestruturar, de se refazer, por mais que adversidades se apresentem em seu caminho.

POR UMA MENTE SAUDÁVEL

E a saúde mental depois dos 40, como é que fica? Independentemente de quadros de depressão, ansiedade, pânico ou qualquer outro transtorno psiquiátrico, a mulher 40+ precisa cuidar da saúde mental. Assim como o corpo requer seus cuidados, a mente também precisa de atenção para se manter saudável. E quando o assunto é o cuidado com a mente, a primeira pergunta que faço é: o que lhe faz bem?

A seguir, relaciono algumas práticas capazes de contribuir demais com seu bem-estar. Sugiro que você olhe para todas com carinho, identifique as que fazem sentido para sua vida e, se possível, incorpore-as à sua rotina, ao seu estilo de vida.

• TRABALHE A MENTE

Assim como os exercícios físicos fortalecem os músculos, atividades intelectuais, artísticas e criativas estimulam a mente. Trabalham o intelecto, geram um movimento

CAPÍTULO 3 - Por uma mente saudável

produtivo que, além de estimular o indivíduo em termos cognitivos, direciona seu foco para pensamentos enriquecedores. O trabalho intelectual retira o cérebro da ociosidade, da falta de estímulos, da improdutividade, tantas vezes acompanhada de um desânimo em relação à vida. Direcionada a trabalhos propriamente ditos ou a *hobbies*, a atividade intelectual é uma verdadeira terapia para a mente. Estudar um idioma ou um tema de seu interesse, tocar um instrumento musical, sair com amigos, cozinhar, fazer trabalhos manuais, ler. ***São incontáveis as possibilidades de estímulos intelectuais e criativos capazes de beneficiar a mente. De quebra, esses estímulos ainda agem contra a dificuldade de concentração que para tantas mulheres se impõe durante a menopausa.*** Denominado pelos médicos como nevoeiro mental, esses esquecimentos, dificuldades de foco que ocorrem de maneira repentina, são sintomas que muitas de nós já conhecemos.

• RELAXE

Cada um à sua maneira, é muito importante aprendermos a relaxar. Às vezes quero escrever e o som ambiente está alto. Coloco um fone de ouvido com uma música ou um som que me agrada. Gosto do barulho do vento, por exemplo. É interessante identificar sons que nos fazem bem, ambientes, luzes, cheiros capazes de nos levar para outros espaços, para outros lugares, para onde possamos descansar. ***Cada um tem uma maneira própria de relaxar, de aliviar o estresse que a tantos atordoa rotineiramente.***

Tem gente que gosta do barulho do mar. Mas para mim não funciona, porque me leva a memórias de temporais no mar, medo, e isso me apavora. Para vocês verem que emoção é muito particular.

• ESCUTE-SE

Processos terapêuticos podem nos ajudar a lidar com as tantas mudanças da vida que experimentamos a partir dos 40, a enfrentar a tal crise da meia-idade, a nos entender e lidar com o que for necessário. *O fato de nos escutarmos e de termos uma interlocução nesse processo nos ajuda a nos conhecer melhor, a lidar com nossos medos, a reconhecer, assumir e procurar superar nossas vulnerabilidades.* Desde os 15 anos de idade, faço terapia e não tem semana em que eu não tenha o que falar, o que avaliar, um tema sobre o qual refletir, o que analisar em mim. A terapia nos ajuda a enxergar além do que vemos de bate-pronto. É um modo de nos fortalecermos para lidar com o que vier. Um modo de evoluirmos. Se você não tem um terapeuta, um exercício que faço e dá certo para reflexão: grave, no seu celular mesmo, o que está sentindo, como se estivesse falando com alguém. Só de verbalizarmos, colocarmos para fora, já ajuda e ativa nosso cérebro para aquelas questões.

• CUIDE DO SEU SONO

Durante a menopausa, muitas mulheres já têm dificuldade para dormir. A insônia é um dos sintomas. Para

CAPÍTULO 3 - Por uma mente saudável

piorar o quadro e dificultar ainda mais o descanso, muitas sofrem ainda com suores noturnos. *Para a mulher madura, portanto, o cuidado com o sono é fundamental e, para isso, nada melhor do que uma rotina bem estabelecida, disciplina com horários, mais exercícios físicos.* Uma caminhada de 40 minutos, diária, sem paradas, será fundamental nesse processo.

Pessoalmente, procuro seguir uma rotina de horários, especialmente no que se refere a sono. Se já fiz isso no passado, hoje não avanço noite adentro acordada. Seja em situações de trabalho ou de celebração, evito demais ter uma noite mal dormida, pois sei que, desde que me aproximei dos 40, meu corpo sente demais se durmo pouco. O problema é que ainda faço uso de indutores do sono. Mas vou tirar o remédio da minha vida, em breve. Dessa minha experiência, entendam que: não dá para fazer tudo ao mesmo tempo. E se você sabe que faz algo que não é ideal, mas ainda não consegue largar, não se culpe. Tudo ao seu tempo, com respeito e autoamor.

• MEDITE

Nem todos se sentem confortáveis meditando, mas para as mulheres que gostam ou que estiverem dispostas a tentar, a meditação pode apresentar importantes benefícios para a saúde mental. Faço meditação guiada todos os dias. *Ela acalma a mente, ajuda a restabelecer o equilíbrio emocional, a nos fortalecer em termos psíquicos e melhora o foco e a concentração.* Sou muito agitada e já houve tempos em que até brincava ao falar desse tipo de prática. Hoje, no entanto, reconheço seus benefícios. Coloco o fone de ouvido e vou seguindo as orientações para a meditação, há várias práticas disponíveis nas redes sociais. Não importa quem esteja ao meu lado, desligo do mundo. Quinze minutos que sejam já fazem diferença. Se estou muito ansiosa ou se acordo à noite por pesadelos ou por qualquer outro motivo, ouço as orientações da meditação, trabalho minha respiração e me acalmo. Minha dica é começar com meditações curtas, de uns 10 minutos, mesmo que seja deitada na cama. Coloque um tapa-olho para facilitar a concentração. Toda hora que você desviar o pensamento (vai acontecer!!), não se culpe. Basta voltar a atenção de novo à voz condutora e à respiração.

• CULTIVE UMA REDE DE APOIO

Cuide de suas amizades, procure conviver com pessoas que lhe fazem bem, construa e nutra uma rede de apoio, pessoas para as quais você pode pedir ajuda e que você também pode ajudar quando precisarem. Nossa rede de apoio pode incluir familiares, amigos, colegas de trabalho, colegas com as quais praticamos esportes, cultivamos *hobbies*, dividimos espaço no ambiente de uma crença. O importante é que as relações sejam baseadas em experiências boas, que a troca seja positiva, em ambiente seguro para todas as partes. *Redes de apoio nos fortalecem e, de fato, nos ajudam a enfrentar eventuais desafios e tocar melhor a rotina.*

• VALORIZE O QUE A CERCA

Procure valorizar o que você tem, o ambiente que a cerca. Família, amigos, pessoas queridas, o lugar onde você mora, o que come a cada dia, o céu azul ou mesmo a chuva, as árvores do seu caminho, plantas que existem no quarteirão da sua casa (acreditem, elas contam história!), o perfume de uma comida, a lua cheia, o desenho de uma nuvem no céu. *Muitas vezes, direcionamos nossa atenção para dificuldades e problemas e desprezamos preciosidades que compõem nosso dia a dia.* Coisas tão simples e tão maravilhosas. Escolha viver bem. Procure aguçar o olhar, reconhecer, valorizar e agradecer diariamente pela vida e por coisas boas que certamente existem em você.

• TRABALHE SEU LADO ESPIRITUAL

Se tiver uma crença, um pilar, uma fé, seja qual for, cultive-a. A fé, a confiança em algo maior, o sentimento de que tudo vai se resolver, tudo isso atua a nosso favor. Para quem não tem crenças, não tenho como sugerir que desenvolva uma, isso é muito pessoal. Mas para quem acredita em algo, para essas pessoas sugiro que cultivem sua fé. *As crenças são capazes de ajudar na segurança, na estabilidade e, quando necessário, na transformação, na reconstrução e no renascimento da pessoa.* Não me refiro a uma religião ou outra, a uma crença ou outra, mas à espiritualidade de modo geral, à relação que cada um tem com o divino.

Espírita que sou, frequento um centro desde a adolescência e posso afirmar que a fé sempre me ajudou. Acredito que toda pessoa tem um espírito protetor, que podemos chamar de anjo da guarda ou mentor de encarnação, alguém que olha por nós. Como é acolhedor esse sentimento. Para quem tem uma crença, sugiro que reze, que leia livros relacionados à espiritualidade, obras que destacam valores e mensagens positivas. Pessoalmente, faço o Evangelho no Lar uma vez por semana, no mesmo horário e dia, sozinha mesmo. Leio em voz alta mensagens positivas do Evangelho Segundo o Espiritismo, que abro ao acaso, e comento.

Outro exercício que faço constantemente: assisto a filmes leves que me trazem algo bom ou *lives* agradáveis, antes de dormir. Diante da exposição a tantas notícias ruins com que sou obrigada a ter contato por conta do meu trabalho, vejo as mensagens espiritualizadas como um contraponto fundamental, um poderoso antídoto para a carga que tantas vezes acabo absorvendo das narrativas às quais sou exposta.

Indo além, diria que meu modo de pensar e de viver, meus valores, minha filosofia estão ligados a questões espirituais que destacam o respeito pela vida, a crença de que o que fazemos tem uma consequência (a lei de causa e efeito), a necessidade da reforma íntima constante para nos transformarmos ao longo da vida. Essas crenças permeiam minha realidade, eu as pratico permanentemente.

CAPÍTULO 3 - Por uma mente saudável

POR REFLEXÕES PRODUTIVAS

Chegam os 40, 50 anos e, naturalmente, existe uma tendência a avaliarmos a vida, a pensarmos no que fizemos até então, aonde chegamos, como estamos. Consciente ou inconscientemente, esse movimento acontece e, por conta de uma postura muito crítica que costumamos ter sobre nós mesmas, somada a insatisfações para tantas de nós acumuladas ao longo dos anos, muitas vezes acabamos vivendo a chamada crise da meia-idade. A crença de ter chegado a esse momento da vida sem realizar o que gostaríamos de ter realizado é uma bomba-relógio capaz de levar mulheres a um sério desajuste emocional. Para muitas de nós, essa crise é realidade – e nem sempre é fácil atravessá-la.

Para lidar com a crise da meia-idade (ou para não fazer desse momento da vida uma crise), o primeiro passo é lançar um olhar acolhedor sobre a própria vida. Analisar o que foi feito até então, sem se entregar à severa, improdutiva e tão comum tentação de enfatizar pontos negativos da trajetória, de pensar que ao longo da vida você "fez tudo errado". O apego a supostos erros, fracassos e a passagens com as quais gostaríamos de ter lidado de maneira diferente do que fizemos não leva a nada. Ao nos depararmos com arrependimentos referentes à nossa trajetória, é importante admitirmos eventuais "erros", acolhendo-nos, reconhecendo que algo nos motivou a cometê-los. Indo além, que saibamos usar tais passagens como aprendizados para fazer diferente em oportunidades futuras.

PARA PENSAR:

Que tal refletir sobre a vida, fazer uma autoanálise e retirar do peito algumas cargas emocionais? Experimente.

1. Relate de três a cinco conquistas que você conseguiu ao longo da vida e que a deixaram feliz. Podem ser passos grandes ou pequenos, desde a realização de uma viagem, a conclusão de um curso em uma área de seu interesse, uma conquista profissional, a compra de um carro, de uma casa ou a superação de um problema pessoal.

_____

_____

_____

_____

_____

_____

2. Relacione de três a cinco acontecimentos da sua vida que, por algum motivo, não a agradaram, cujas consequências ou resultados lhe geram sentimento de insatisfação. Pense nos acontecimentos em si e no que poderia ter sido diferente, o porquê de as coisas não terem se desenrolado de outra maneira.

_____

_____

_____

_____

_____

CAPÍTULO 3 - Por uma mente saudável

3. Ciente de que a vida está longe de acabar nos 40, 50, o que existe talvez seja a sensação "de não dá mais tempo". Registre, a seguir, de cinco a dez sonhos que você gostaria de realizar. Mais uma vez, sinta-se livre em relação à dimensão dos seus desejos. Vale tudo, desde o desejo de começar a praticar um *hobby*, a leitura de determinados livros, a compra de um bem material, realização de uma viagem, um passo profissional, reaproximação de velhos amigos, casamento, perda ou ganho de peso, se for o seu desejo. O que lhe falar ao coração. E preste atenção para que os sonhos sejam vontades suas e não de terceiros.

4. Com base nas reflexões realizadas a partir das duas primeiras perguntas, avalie: como você tem vivido sua vida até o momento? Suas realizações – bem ou malsucedidas – se deram por vontade própria ou para agradar terceiros? Se pudesse voltar no tempo, você acha que percorreria essa mesma trajetória?

_____

_____

_____

_____

_____

_____

_____

_____

Numa dinâmica muito cruel, muitas vezes entendemos que o que não foi feito até determinado momento da vida, nunca mais poderá ser realizado. A boa notícia é que você pode mudar esse conceito, pode mudar o viés com que enxerga a própria vida:

- *Em vez de lamentar pelo que não saiu do modo como você gostaria, procure reconhecer e valorizar suas realizações.*

- *Ao se deparar com sonhos não realizados e com a sensação de que não há mais tempo na vida para realizá-los, pense bem: será que seus sonhos têm data de validade? Será que eles precisam estar vinculados a marcadores de tempo?*

CAPÍTULO 3 - Por uma mente saudável

- *Em vez de pensar em "O que não fiz até hoje ficou para trás, nunca mais poderei satisfazer tais desejos", pense em: "Como posso fazer o que há tanto tempo gostaria de realizar?". Com isso em mente, é possível substituir a insatisfação por desejos não realizados por uma caminhada rumo à realização dos sonhos. Lembre-se: com o aumento da expectativa de vida, pode acontecer de uma pessoa de 40 anos não estar sequer na metade da vida. Faça do tempo seu aliado.*

- *Ouse, arrisque-se. Experimente lançar um novo olhar sobre o mundo, sobre o que a cerca, sobre o que importa para si. Insista nesse novo olhar. Treine o SIM.*

- *Questões mal resolvidas prejudicam nossa saúde mental. Procure olhar para dinâmicas passadas ou do presente que a incomodam. Trabalhe-as internamente ou na prática, ressignifique-as, transforme-as para seu próprio bem.*

- *Pensar na vida é prezar pela saúde mental. Faça essa avaliação constantemente, transforme o autocuidado em uma prática diária. Caso tenha um terapeuta, um amigo ou profissional de confiança, insira-o nessa dinâmica. Independentemente das nuances, o importante é que você se cuide.*

O QUE A APAVORA?

Sempre quis ter filhos, desde criança pensava nisso. Aos 17 anos fiquei noiva, tínhamos até um cachorro. Comecei a ganhar panos de prato, dia após dia os planos do casamento iam se desenhando. E quando comecei a me ver no papel de dona de casa, foi inevitável refletir: e se aquela história destruísse meu sonho de conhecer a Europa? E se eu não pudesse viajar pelo mundo?

O cenário ia se afunilando, o casamento se aproximando, eu enxergando tudo aquilo como uma ameaça aos meus sonhos. Até que explodi, admiti para mim mesma que não queria me casar àquela altura da vida. Terminei com o noivado, virei aquela página, decidi que iria estudar, ser jornalista, viajar pelo mundo. Queria ver de perto o que conhecia dos livros, dos filmes, conhecer a História in loco. Eu tinha necessidade disso, **MEU CHAMADO** para o mundo era muito forte e eu buscaria esse sonho.

Dito e feito. Eu me formei em jornalismo e, logo depois, em 1992, fui para a Europa sozinha com uma mochila nas costas, dormindo em albergues da juventude. Provei o sabor dessa paixão por explorar o mundo, que segue comigo, intensa, até hoje. Foram três meses viajando, um sonho. Não existia celular, informações a gente conseguia perguntando, errando e acertando. Voltei para casa e passei a me dedicar novamente ao trabalho. Minha carreira foi sendo construída e consolidada aos poucos; primeiro como repórter, depois, como apresentadora. **UM PASSO POR VEZ**, com muita entrega e seriedade. E hoje, construo devagar minha jornada na internet.

Pouco antes dos 30 anos, conheci o homem que viria a se tornar o pai da minha filha. Namoramos, nos casamos e, quando já estávamos juntos havia cerca de cinco anos, ele sugeriu que tivéssemos uma filha. Seria bom levarmos essa realização adiante antes que meu relógio biológico começasse a reduzir minha fertilidade. Engravidei aos 34 anos e tive uma gestação maravilhosa – feliz no casamento, trabalhando. Estava em ação como sempre gostei. Tudo ótimo.

Embora minha filha tenha sido gerada de maneira totalmente consciente, entrei nessa questão de maternidade de repente. Eu não tinha interlocuções sobre o tema, não se falava muito sobre maternidade ou não tinha com quem tirar eventuais dúvidas. Na verdade, nem tinha dúvidas em relação ao tema, pois não tinha sequer ideia do que era ter filhos. Toda informação daquela época era muito romantizada, eu não tinha ideia de como seria a vida de mãe, de como lidar com o que estava por vir.

Até que minha filha nasceu. Era dezembro de 2005, eu estava com 35 anos e senti o baque. O bebê chegou e eu simplesmente não sabia o que fazer, fiquei insegura. Não havia bebês na minha família, não sabia pegar um bebê no colo, não sabia nada daquele papel de mãe, fiquei apavorada. Fiquei tão apavorada, com medo de não conseguir cuidar da Lara, que logo se manifestaria a depressão que havia herdado da minha avó. Até então, nunca tinha vivenciado sinais dessa doença, não sabia que tinha essa tendência. Hoje, conhecendo o tema, entendo que "o papel feminino de mãe *master*" me apavorou, foi meu gatilho para entrar em depressão. Tive depressão pós-parto, foi realmente muito difícil e, felizmente, meu ex-marido me acolheu, me entendeu, me ajudou demais. E a Lara foi crescendo, muito fofa, e eu me sentindo mais segura.

Hoje vejo como me apavoram os papéis ligados ao feminino raiz, a esse feminino que a mulher há tantas gerações aceita, vive, se enquadra. Defendo o feminino de hoje – mais que isso, eu **ME IDENTIFICO** com o feminino atual, de uma mulher forte, livre, independente, mais senhora de si do que a mulher podia ser em outros tempos. Esses papéis de mulher raiz me apavoravam. Fugi de um noivado e de um casamento, tive depressão pós-parto quando minha filha nasceu. Com o tempo essas vivências foram se organizando em mim, mas nas ocasiões em que me deparei com esse velho modelo feminino, enfrentei questões muito difíceis, vivenciei momentos delicados da minha vida.

Após expor meus dramas, as minhas angústias e os meus gritos confusos tornaram-se conscientes; finalmente consegui organizá-los dentro mim. Agora, deixo para você a pergunta: o que a apavora? O que desencadeia medo, angústia, pavor? Observe-se, entenda suas dores mais profundas, relacione-se com elas. **COMPREENDER** nossos fantasmas é a ferramenta mais poderosa que temos para lidar com eles. E com nós mesmas, diante deles.

Em tempo... Amo ser mulher, meu feminino *ageless* atualizado e moderno – e amo ser mãe. A Lara foi o maior presente que a vida me trouxe.

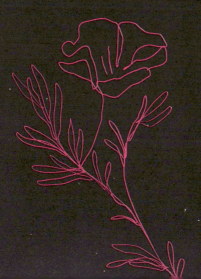

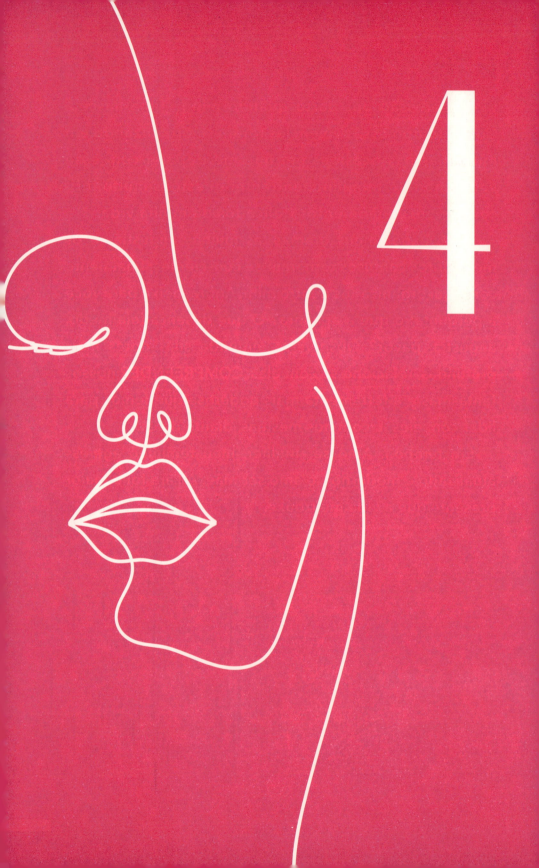

IMAGEM PESSOAL

Sua imagem representa o que você realmente é? Você se identifica com o que veste? Gosta do que usa? Faz suas escolhas por gosto ou para acompanhar tendências? Você costuma estar satisfeita com seu corpo, seu vestir e seu estilo? Essas são perguntas que toda mulher deveria se fazer com alguma frequência. Durante a vida somos bombardeadas por estereótipos, regras e julgamentos. Quantas vezes ouvimos sobre o que devemos vestir ou não, o que a sociedade diz ser bonito, adequado ou inadequado para cada mulher. A pele tem de ser de determinada cor, o cabelo precisa ter certo penteado, uma roupa adequada para tal idade, outra que só veste bem quem for muito magra e assim por diante. São tantas imposições explícitas ou subentendidas – ainda por cima aliadas à cultura da mulher que faz tudo para os outros. Como consequência, muitas vezes nos distanciamos da nossa essência para nos moldar às caixinhas que a moda e o meio que frequentamos nos impõem. Submetemo-nos de tal modo a padrões preestabelecidos que nos perdemos de nós mesmas, nos desconectamos da nossa imagem, acabamos nos revelando muito diferentes do que realmente somos.

Falamos aqui da importância de as mulheres *ageless* – aquelas que se sentem mais livres e se guiam pelos seus desejos e conexões, independentemente de idade – cuidarem do corpo, da mente e seguirem caminhos que lhes satisfaçam. Eis que para as que buscam completude, querem viver bem e estar em harmonia consigo mesmas, é fundamental que cuidem também da imagem pessoal. Esse tema vai além da maneira como a mulher mostra-se, revela-se, apresenta-se. Estamos falando de ela se conhecer, de se aceitar como é, de se amar reconhecendo seus pontos fortes e fragilidades.

Quantas mulheres desconhecem o próprio corpo, quantas não se aceitam como são, não se sentem bonitas, têm questões com a autoestima. Sabemos que muito disso existe porque o machismo e a cultura patriarcal nos colocaram nessa posição, como expliquei, por exemplo, por meio de propagandas mencionadas no capítulo 1. O dedo masculino (é óbvio que há exceções e homens em desconstrução, mas...) da desqualificação feminina foi permanentemente apontado para nós com críticas e avaliações estéticas rigorosas, por vezes cruéis.

CAPÍTULO 4 - Imagem pessoal

Mulheres que viveram a adolescência ou juventude nos anos 1990 foram submetidas a padrões estéticos rígidos, referências de "mulheres perfeitas" divulgadas pelas mídias e abraçadas pela sociedade: modelos loiras, altas e magras. Esses padrões europeus (eu meio que venho desse padrão) chegavam como imposições e acabavam sufocando a autoestima de muitas. Perdíamos, assim, nossa maior força, que consistia em nos olharmos e gostarmos de nós mesmas com diferentes raças, estilos e mistura de nacionalidades.

Um contexto no qual nos inserimos e que foi gerando nas mulheres uma insatisfação não apenas com elas mesmas, mas também em relação a outras. Explico melhor. Se não estou bem comigo e não gosto de mim, sinto-me ameaçada por outras mulheres. Sendo assim, como posso baixar a guarda diante delas? Como posso ter braços abertos para elas? Essa situação de disputa e ameaça que tantas vezes sentimos entre mulheres foi em grande parte construída pelo machismo apoiado na construção da nossa insegurança estética, desse físico que está sempre em cheque. Se uma mulher é considerada extremamente atraente por conta de seu quadril, outra

EIS QUE PARA AS QUE BUSCAM COMPLETUDE, QUEREM VIVER BEM E ESTAR EM HARMONIA CONSIGO MESMAS, É FUNDAMENTAL QUE CUIDEM TAMBÉM DA IMAGEM PESSOAL. ESSE TEMA VAI ALÉM DA MANEIRA COMO A MULHER MOSTRA-SE, REVELA-SE, APRESENTA-SE. ESTAMOS FALANDO DE ELA SE CONHECER, DE SE ACEITAR COMO É, DE SE AMAR RECONHECENDO SEUS PONTOS FORTES E FRAGILIDADES.

por seu cabelo, por sua pele, por seus seios ou abdome. E eu? Onde fico? Não consigo entrar nessa briga, então melhor não tê-la por perto. Décadas lidando com pressões estéticas e comparações machistas tornaram as mulheres inimigas entre si. A questão da idade também é um recorte da desqualificação. A frase "te troco por duas de 20" ainda é muito mencionada, infelizmente.

A boa notícia é que estamos reagindo a esse cenário, buscando uma renovação no modo de lidar com nós mesmas, de nos enxergar, de nos perceber, de nos respeitar. Para as adolescentes e jovens de hoje, as redes sociais revelam ainda (pena!) a predominância do corpo magro, mas (ainda bem!) já existem padrões estéticos variados e há muitas garotas brilhando com seus quilinhos a mais. A diversidade está em pauta e a moda está abraçando outras referências de corpos e silhuetas, olhando para mulheres reais. Entre as 40+, de todo modo, o trabalho precisa ser de reconstrução.

Que tal mergulhar nesse processo? Para ajudá-la nesse movimento, para que você se fortaleça, fique bem consigo mesma e pela sua imagem manifeste sua verdadeira essência, proponho três pilares a serem trabalhados.

O primeiro deles se refere à identificação do seu tipo físico, entre cinco existentes. O segundo pilar é a descoberta de seu estilo pessoal; nesse caso, entre os sete existentes. Por fim, falaremos sobre a maneira de usar essas explorações a seu favor, transformá-las em atitudes práticas relacionadas ao vestir. A consultoria e as orientações sobre o

CAPÍTULO 4 - Imagem pessoal

tema são da *stylist* Lili Filtre: mulher livre, tão gigante no seu empoderamento que me ajudou muito na própria aceitação corporal e desconstrução do "não pode". Ela fala: pode tudo, desde que você se sinta bem.

TIPO FÍSICO: O DESENHO DO CORPO

O que diz sua genética? Qual é o formato do seu corpo? Qual é o desenho da sua silhueta? Também chamado de biotipo, o tipo físico revela as características predominantes do corpo de uma pessoa. Ao conhecer essas características, esse desenho, a mulher se torna apta a usar suas particularidades físicas a seu favor, consegue trabalhar melhor sua imagem pessoal, empoderar-se para driblar a pressão que sofremos pela estética padronizada e passa a substituir o "não pode", que tantas vezes lhe é imposto, por um "me sinto bem assim, é o que vou e quero vestir".

Há muitos anos conheço meu biotipo, ainda assim não deixo de analisar meu corpo permanentemente. Com alguma frequência, faço esse exercício. Eu me olho no espelho, procuro entender o que me agrada ou desagrada, o que considero pontos fortes ou fracos do meu corpo e como fico se engordo ou emagreço alguns quilos. Por me observar, conheço-me o suficiente para saber, por exemplo, que nunca serei a Gisele Bündchen, que é considerada um padrão de perfeição. Que bom entender meu corpo, meu biotipo, minhas particularidades. Tenho as minhas, você tem as suas, ela tem as dela. Não há dieta ou prática de exercícios capaz de me deixar com sua altura, suas formas,

> Mesmo que o mundo prove o contrário: você pode ser livre hoje. Seu corpo fala... Escute-o.

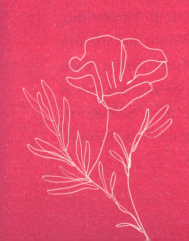

CAPÍTULO 4 - Imagem pessoal

sua silhueta longilínea. E como é bom ter essa consciência! No final das contas, o ponto é não se julgar por ser alta ou baixa, magra ou gorda, curvilínea ou esguia. A questão é se compreender verdadeiramente e se amar, sem medo de não se encaixar em padrões.

Muitas mulheres são tomadas por inseguranças em relação ao próprio corpo, eu passei por isso. Mulheres resistem em aceitar as "imperfeições" (não gosto muito desse termo, mas vou usar para que o entendimento seja mais fácil) que todas temos. "Imperfeições" ou perfeições, melhor, que no final fazem parte da natureza, são divinas, somos assim. *O sentimento de gratidão pelo próprio corpo é uma bênção. E para alcançá-la, o melhor caminho é conhecer e respeitar nosso físico.*

Nesse trabalho de conhecimento, respeito e acolhimento do próprio corpo, entendi que o vestir é uma importante ferramenta. No final das contas, estamos falando de frentes que se fortalecem – corpo, imagem e autoestima. O exercício de se amar, de estar bem consigo mesma, ainda que sua forma física não esteja em seu melhor momento para você, é muito importante. Experimentei isso em 2017.

Estava catorze quilos acima do meu peso, como já contei antes; trabalhava na TV Aparecida. Conforme a *stylist* me vestia, ia descobrindo roupas com as quais me sentia bem, mesmo estando acima do meu peso saudável. Havia ocasiões em que as roupas de tamanho grande não me serviam, mas conhecendo meu corpo e minhas preferências, a *stylist* acabava encontrando roupas bonitas, várias opções que me agradavam. Lembro, por exemplo, que usava e abusava dos vestidos, já que minhas coxas estavam mais roliças do que de costume e as calças me incomodavam porque a gordura de uma coxa batia na outra. Não era confortável. Adorava a estratégia dela, sentia-me bem e bonita; comecei a tomar gosto por me cuidar e certamente esse foi um importante estímulo para, tempos depois, ingressar em um programa de reeducação alimentar, prática regular de exercícios, co-ordenados por um endocrinologista.

No final das contas, uma frente alimenta a outra: traba-lhamos a leitura do corpo e aprendemos a valorizá-lo em nosso vestir. A imagem pessoal transformada melhora nos-sa autoestima e nos motiva a cuidar ainda mais do corpo, de nós mesmas. O ciclo é maravilhoso. Ganhamos em to-das as frentes.

Compreender o próprio corpo e a maneira como as pe-ças vestem em nós mesmas, portanto, é um caminho e tanto para melhorarmos nossa própria imagem e a satisfação em relação a ela. Se uma mulher não sabe dizer se ela se sen-te mais bonita com saias curtas ou longas, se não sabe se gosta de blusas com ou sem decote, ela deixa de se empo-derar no vestir como poderia fazer, deixa de conquistar a se-gurança que pode estar em suas mãos. Com isso, acaba se tornando constante vítima da moda, da mídia e de pessoas de seu meio, já que, desconhecendo suas preferências, vive perseguindo um padrão que não obrigatoriamente condiz com seu gosto, com sua personalidade e seu estilo.

VÍTIMA DE UMA INFLUENCIADORA? OU INSPIRADA POR UMA DELAS?

Pode acontecer de uma mulher da mídia ter um padrão físico parecido com o seu: o biotipo, o cabelo, a cor da pele, seja o que for. Ela veste uma roupa que lhe cai bem – e você, gostando do resultado, decide experimentar algo parecido. Será que, numa situação dessas, você está sendo vítima de uma influenciadora? Creio que não. Estamos falando aqui de uma exploração saudável com base em uma **REFERÊNCIA** que a agrada, com a qual **SE IDENTIFICA** e que para você faz sentido. Jamais diria para uma mulher se entregar à moda de olhos fechados, sem analisá-la para seu caso específico. Por outro lado, sugiro fortemente que trabalhemos nosso olhar para as referências disponíveis, a fim de que possamos **EXPERIMENTAR** e **DESVENDAR** peças, combinações e estilos de vestir que despertam em nós uma identificação verdadeira.

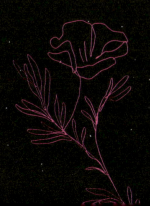

COMO DESCOBRIR SEU TIPO FÍSICO?

Descobrir o tipo físico é fácil, e essa exploração por si só já pode ser divertida. Para começar, vista algo que lhe permita analisar suas curvas, sua silhueta – pode ser um top com *legging*, um biquíni, uma lingerie, o que preferir. Feito isso, fique em pé diante do espelho e observe seu corpo, atentando para a largura dos ombros, do quadril, da cintura e a relação entre as três medidas. Você pode medir com uma fita métrica, mas as impressões visuais já são suficientes. Coloque as mãos na parte alta de sua cintura e procure entender a linha que se forma em cada lado do corpo, entre ombro, cintura e quadril. A partir daí, é só observar a relação entre a largura do ombro, dos quadris e da cintura e, fazendo uso das informações detalhadas a seguir, identificar seu tipo físico, entre o oito, o triângulo, o triângulo invertido, o retângulo ou o oval.

A seguir, detalharei cada um deles e passarei dicas de roupas capazes de valorizá-los. Há peças e maneiras de vestir que realçam algumas características físicas, suavizam outras, destacam aspectos de determinados biotipos. A *stylist* chama a atenção para que as orientações sejam recebidas como sugestões e lembra que, quando o assunto é a maneira de uma mulher se expressar, não existe um certo ou um errado, regras ou proibições. Ela resume: "Entendo que errar só existe quando uma mulher não é fiel a si mesma". No final das contas, a questão é a mulher se sentir bem com o que veste. O que

CAPÍTULO 4 - Imagem pessoal

apresentarei, portanto, são sugestões para que você experimente, explore, amplie seu olhar sobre as peças que já tem em seu guarda-roupas ou que venha a comprar daqui para a frente. Analisando o próprio corpo e as orientações passadas, cada mulher entenderá o que a faz se sentir bem consigo mesma. Não apresentarei uma cartilha sobre o vestir, mas um caminho para o autoconhecimento, para aguçar a percepção do que cada tipo de peça é capaz de fazer por você.

O tipo físico não tem a ver com magreza. Todas, de todos os corpos, podem se encontrar aqui.

• OITO

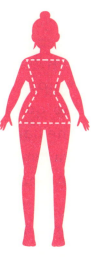

Na mulher de tipo físico oito, os ombros e o quadril têm a mesma largura, ao passo que a cintura é um pouco mais fina. Também chamada de ampulheta, essa silhueta assemelha-se ao número oito.

Trata-se de um tipo físico muito comum na mulher brasileira, que em geral tem quadril, um corpo muito feminino e visualmente harmônico, equilibrado. Um exemplo é a atriz Paolla Oliveira. No exterior, também se vê mulheres com esse tipo físico – é o caso da cantora norte-americana Beyoncé. A mulher com corpo oito tem curvas salientes, que merecem ser reveladas, valorizadas no vestir. Já houve tempos ou contextos em que éramos levadas a disfarçar nossas curvas, o quadril. Mas essa parte do corpo expressa sensualidade e, por isso, acredito que é maravilhoso que façamos justamente o contrário, que valorizemos esse traço.

Dica: independentemente de seu peso e altura, a mulher com esse tipo físico pode usar de tudo, qualquer tipo de roupa lhe cai bem. Para evidenciar sua silhueta, pode recorrer a peças que marcam a cintura, como calças de cintura alta (sejam jeans ou de alfaiataria) ou vestidos com modelagem justa (nele todo ou na cintura), sejam curtos ou midi, respeitando o estilo próprio. Mas é interessante que essa mulher realmente ouse, exaltando suas curvas poderosas.

• TRIÂNGULO

Mulheres com tipo físico triângulo têm ombros mais finos em relação à cintura e ao quadril. Sua silhueta, portanto, fica semelhante a um triângulo com a ponta para cima.

A modelo e empresária norte-americana Kim Kardashian e a atriz Taís Araújo são exemplos de mulheres com corpos formato triângulo – a parte de cima do seu corpo é mais fina se comparada ao quadril. Para quem tem essa silhueta, é interessante destacar a parte de cima do corpo, de modo a criar a ideia do oito e harmonizar a silhueta.

CAPÍTULO 4 - Imagem pessoal

Dica: peças com ombreiras, bordados no ombro e colares ajudam nessa missão de exaltar seu ombro e harmonizar o visual. Decotes que revelam o colo e o ombro (decote canoa, por exemplo) também costumam ficar bem em mulheres com esse tipo físico. Outro recurso interessante para quem tem esse biotipo é vestir na parte superior do corpo uma peça estampada ou com cor mais forte, como uma camisa vermelha usada com um jeans, uma calça bege ou escura, por exemplo.

• TRIÂNGULO INVERTIDO

Outro tipo físico é o triângulo invertido. Nesse caso, o ombro é mais largo que a cintura, que por sua vez é mais larga que o quadril. A silhueta das mulheres com esse tipo físico se assemelha a um triângulo de ponta-cabeça. Esse tipo físico não é tão comum entre mulheres brasileiras, entre as quais predominam os tipos oito ou triângulo. A atriz norte-americana Angelina Jolie tem esse formato de corpo. A modelo Daniella Cicarelli também.

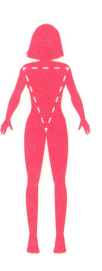

Dica: uma boa forma de equilibrar a silhueta de mulheres triângulo invertido é chamando a atenção para a parte de baixo do look – dessa forma, valoriza-se o quadril. Pessoas com esse tipo físico, portanto, ficam bem com calças e saias com volume, drapeados, estampas e cores na parte de baixo, além de outras modelagens amplas.

Calças pantacourt, bem como saias ou vestidos em "modelagem em A" são interessantes.

• RETÂNGULO

Para quem tem esse biotipo, o ombro, a cintura e o quadril têm quase a mesma largura, ficam praticamente alinhados. É o que acontece com a atriz israelense-americana Natalie Portman e a atriz brasileira Fernanda Lima.

Dica: uma vez que mulheres com esse formato de corpo não têm a cintura marcada, é interessante que usem peças que de alguma forma marquem essa parte do corpo, harmonizando a silhueta, remetendo ao tipo oito. Saias, calças ou vestidos com desenhos ou aplicações de tecidos desenhando uma cintura são boas opções. Também são interessantes calças clochard, que criam um volume e geram a impressão de cintura, assim como calças com cintura alta, modelagem levemente em A ou evasê. Camisas vestidas com nó na parte de baixo são capazes de gerar o mesmo efeito. Para quem tem esse biotipo, vale ainda investir em vestidos com efeito blusê, ou seja, que têm um elástico na cintura e por isso deixam o tecido do tronco mais solto, dando a impressão de que a pessoa está vestindo uma blusa com saia. Outra maneira de equilibrar essa silhueta é chamando a atenção para as pernas ou usando peças que tenham volume no quadril ou nos ombros.

• OVAL

Dizemos que a mulher tem tipo físico oval quando sua região abdominal é mais evidente que o ombro e o quadril. É o caso da atriz e apresentadora norte-americana Queen Latifah e da cantora brasileira Preta Gil.

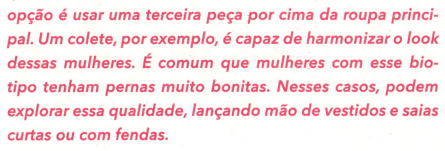

Dica: mulheres com esse formato de corpo podem usar peças com modelagens fluidas e diferenciadas, com volumes nos ombros e no quadril, harmonizando a silhueta. Outra boa opção é usar uma terceira peça por cima da roupa principal. Um colete, por exemplo, é capaz de harmonizar o look dessas mulheres. É comum que mulheres com esse biotipo tenham pernas muito bonitas. Nesses casos, podem explorar essa qualidade, lançando mão de vestidos e saias curtas ou com fendas.

MENOPAUSA E MUDANÇAS DE PESO PODEM MODIFICAR O TIPO FÍSICO?

Apesar de a menopausa tantas vezes representar ganho de peso, especialmente na região abdominal, raramente a mudança de peso transforma o corpo a ponto de gerar uma mudança no tipo físico. Independentemente de a pessoa estar acima ou abaixo de seu peso ideal, ainda que algumas particularidades físicas se alterem, o formato do corpo costuma permanecer o mesmo.

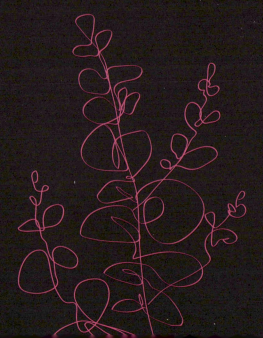

CAPÍTULO 4 - Imagem pessoal

OS ESTILOS PESSOAIS

Uma vez identificado o tipo físico, o segundo pilar da transformação da imagem de uma mulher consiste na compreensão de seu estilo pessoal, ou seja, do que, em linhas gerais, ela gosta de vestir. Gosto mais de jeans ou de uma roupa sofisticada? Quando saio, priorizo conforto ou quero brilhar aonde chego? Sinto-me melhor com cores vibrantes ou sóbrias?

As roupas são uma extensão da nossa imagem e é fundamental que o modo de vestir uma mulher seja coerente com quem ela é, que reflita sua maneira de se posicionar no mundo, de ser e de viver. *Existe uma moda real, madura e livre de discriminações, na qual há espaço para esse posicionamento. Você, se reconhecendo e respeitando seu estilo, estará alinhada com seu vestir, terá uma imagem coerente com quem realmente é, com o que a representa.*

Quer descobrir seu estilo, saber se a imagem que você mostra tem a ver consigo, se realmente está coerente com quem você é?

Existem sete estilos pessoais. É raro uma pessoa identificar-se com um único. Mesmo sem conhecer as definições oficiais dos estilos de vestir, a maioria das mulheres naturalmente oscila entre dois ou no máximo três deles. Pode acontecer de uma mulher ter um estilo sensual na vida pessoal e algo mais discreto em um ambiente profissional. Ou de ser esportiva na vida profissional e criativa em situações pessoais. Talvez romântica com um quê sensual onde quer que esteja. Enfim, as variações existem e está tudo certo a mulher fazer adaptações no vestir, conforme ambiente e contexto. O importante é que, independentemente do cenário, ela se vista de maneira alinhada com o que é, com o que a representa. E, para isso, nada melhor do que compreender os estilos que fazem sentido para ela.

A seguir, você confere os sete estilos pessoais universais. Conheça-os, identifique os que fazem sentido para você e, feito isso, terá muito mais jogo de cintura para se vestir e trabalhar sua imagem com consciência e assertividade.

• ESTILO CLÁSSICO

A mulher clássica gosta de roupas atemporais. Valoriza o que é para a vida toda, não se liga em tendências, não se preocupa em ousar. Ela sabe que uma boa camisa branca pode ser usada sempre e de várias maneiras. Seu guarda-roupa é composto por calças de alfaiataria, blazers, camisas, camisetas, jeans de um bom corte, sapatos clássicos (como scarpin e sapatilhas). As cores geralmente são neutras.

Exemplos de *looks* clássicos? Uma saia clássica preta ou *nude* (modelo lápis, por exemplo), com blazer branco. Trata-se de uma roupa elegante, clássica, que pode ser usada a vida toda. Outra possibilidade, uma camisa branca com calça preta. Pode-se deixar a camisa por fora, colocar um cinto preto, num *look* que pode ir bem em uma situação de trabalho, por exemplo, escapando do terninho. Os *looks* clássicos não são engessados, é possível brincar em alguma medida, trabalhar as peças clássicas dentro desse estilo. Calça, camiseta e blazer preto podem formar outro

CAPÍTULO 4 - Imagem pessoal

look. E a brincadeira ficaria por conta de uma calça mais justa ou um blazer com ombro mais marcado.

Estamos falando de guarda-roupas funcionais que, ainda que compostos por peças clássicas, dão margem à versatilidade no *look* de quem veste. Algumas peças e acessórios se destacam nesse estilo, revelando-se quase como auges do clássico. É o caso do *tweed* (tecido encorpado, muito usado em blazers) e de brincos e colares de pérolas, por exemplo, acessórios que complementam o visual da mulher clássica.

Embora não me considere uma mulher clássica, ao comprar roupas, muitas vezes opto por peças que poderei aproveitar por anos, décadas talvez. Entre os meus sapatos, por exemplo, alguns pares têm mais de vinte anos. Casacos, também. Adoro.

• ESTILO ELEGANTE

A mulher elegante só compra e veste o que realmente gosta. O que a diferencia do estilo clássico propriamente dito é o fato de gostar de ousar e saber fazê-lo como ninguém. Com desenvoltura, ela brinca com cores, experimenta alfaiatarias diferenciadas, usa peças refinadas. Pensa no tecido, na modelagem. Sem exageros e com alguma discrição, permite-se jogar também com volumes.

No seu guarda-roupa, não faltam peças pretas e brancas. Quando lhe convém, lança mão de um sapato ou de um acessório capaz de deixar seu *look* ousado sem perder o refinamento – e é isso que a desloca do estilo clássico.

143

Um exemplo? A mulher elegante certamente vestiria uma alfaiataria em calça cinza e blazer da mesma cor, com uma camisa preta e um sapato *pink*. Estamos falando de mulheres capazes de brincar com os elementos, com cores e com estampas. Nada impede uma mulher elegante de usar um casaco longo de uma determinada cor, sobre um vestido estampado.

A estilista belga Diane Von Fürstenberg, criadora do chamado vestido envelope, é bastante elegante. Ela é capaz de vestir, com ousadia, uma calça preta com uma blusa branca e um blazer preto. De que maneira? Ela escolhe uma calça especial, com alfaiataria *flare*, por exemplo, ou usa um colar moderno, com pedras esféricas grandes, que a deixa elegante e a afasta do clássico propriamente dito.

Estamos falando de mulheres, enfim, que não se preocupam em evidenciar suas curvas ou o formato de seu corpo. Elas gostam de chamar a atenção para a roupa em si, já que entendem as peças como elementos de poder.

VAMOS ÀS COMPRAS?

Ao entender seu estilo pessoal e as informações que gostaria de comunicar com sua imagem pessoal, a mulher passa a ter uma visão mais clara das peças que para ela fazem sentido e se torna assertiva não apenas em seu vestir, mas também ao adquirir novas roupas.

Para mulheres conscientes de seu estilo, portanto, sair às compras não significa simplesmente ampliar o guarda-roupa, mas agregar a ele itens que serão realmente bem utilizados e representarão um bom investimento.

• ESTILO SENSUAL

Como o nome sugere, a mulher que tem esse estilo traz em si a marca da sensualidade. Tem essa característica nata e sabe utilizá-la a seu favor. É segura de si, poderosa e ama a sensação de liberdade. Veste-se a favor de si mesma, mostra seu corpo, e faz isso de maneira natural, nada apelativa.

Não dispensa um salto e adora uma modelagem ajustada ao corpo, como um vestido que acompanha sua silhueta. Não precisa obrigatoriamente ter decote, transparência, nada disso. O simples fato de acompanhar a silhueta do corpo já acentua a sensualidade desse tipo de mulher. A mulher sensual também faz uso de blusas com recortes que evidenciam a pele, saias com fendas, cores fortes e estampas marcantes, como animal *print*, que por si só já é sensual. Na boca, o batom vermelho é um item básico.

Para demonstrar sua sensualidade, essa mulher não se atém ao óbvio. Seu decote não precisa ser cavado. Ela pode usar uma blusa sem manga de gola alta, por exemplo, ou mesmo um decote ombro a ombro, mostrando a saboneteira que, conforme ela sabe, também revela a sensualidade da mulher.

Essa mulher faz da roupa uma ferramenta do próprio poder, uma ferramenta de sedução. E não me refiro à sedução direcionada a um homem. Ela pode estar sozinha em casa e será sensual, com uma camiseta branca e um batom nos lábios, sua sensualidade se notará, pois é essa sua forma de expressão. Falo de uma mulher naturalmente sedutora. Embora a mulher sensual tenha algumas peças que reforcem seu estilo, é importante entender que não é a roupa em si que gera nela esse caráter – a sensualidade está nela. A roupa simplesmente ajuda-a a manifestar, a revelar essa característica.

• ESTILO ROMÂNTICO

A mulher romântica é muito feminina e apresenta delicadeza e sutileza no visual. Preza por roupas que revelam leveza e descontração, características que lhe são naturais.

Em seu *closet*, predominam estampas femininas e miúdas, como florais discretos, poás, listras finas. Ela adora rendas e babados, assim como o volume do plissado, das modelagens dos vestidos em evasê e peças que marcam a cintura e caem com fluidez.

A discrição é a marca de sua cartela de cores (na qual predominam tons claros, suaves) e de seus sapatos, entre os quais se destacam as sapatilhas de bico arredondado. Entre seus acessórios preferidos estão colares, brincos e pulseiras com pérolas, pedrarias e brilho.

• ESTILO ESPORTIVO

O estilo esportivo não se refere a usar camiseta de time de futebol, tênis e roupa de ginástica. Para quem tem esse estilo, praticidade e conforto são as palavras de ordem e precisam estar presentes em todas as peças do guarda-roupa. É o que faz sentido para essa mulher. Como sair de casa sem se sentir à vontade com o que veste? Eis uma

CAPÍTULO 4 - Imagem pessoal

mulher prática, que manifesta esse traço em todos os aspectos da vida e para quem a falta de conforto em nome da estética é simplesmente impensável.

A mulher esportiva adora peças básicas. Usa e abusa de camisetas, jaquetas, jeans, moletons, calças largas ou com tecidos que se moldam ao corpo. Veste essas roupas com criatividade e segurança e as transforma, cria belíssimos *looks* a partir delas. Nos pés, prefere tênis, sapatos sem salto ou com saltos grossos. E adora complementar o *look* com acessórios que conferem personalidade ao conjunto e lhe permitem brilhar sem que comprometa seu vestir descontraído.

A *stylist*, que se percebe nesse estilo, resume: "Posso sair com jeans e camiseta branca. Arremato com um colar poderoso, um

VOCÊ SE ENXERGA NESSE ESTILO?

Não sou do estilo romântico. Não uso peças muito femininas, sutis e delicadas. Tenho uma energia intensa e sinto necessidade de expressá-la no meu vestir. Gosto de cores vibrantes, de decotes, de um toque de ousadia. Meu estilo definitivamente não é romântico, mas nada impede que eu enxergue beleza em uma mulher vestida dessa forma. E é aí que percebo a riqueza de compreendermos os estilos do vestir e, especialmente, nosso próprio estilo.

Minha dica? Que agucemos nosso olhar e saibamos diferenciar o que consideramos bonito, admirável, agradável de se ver, do que desperta em nós uma identificação, do que realmente é capaz de expressar algo de nós. No final das contas, quando olhamos o look de uma mulher ou uma roupa numa vitrine, a pergunta a ser feita não deve ser simplesmente se gostamos do visual em questão. O que nos cabe questionar é se nos identificamos com tal roupa e se, com ela, seríamos capazes de nos revelar como realmente somos.

batom vermelho e está pronto o meu *look* confortável, prático e com um toque de sensualidade, traço com o qual também me reconheço". Ela explica que poderia vestir essa roupa com um tênis ou mesmo com um sapato que lhe desse algum conforto. Se confortável, agradável no vestir, na modelagem e no tato, um blazer também caberia bem. Se me referi ao tato? Isso mesmo! A mulher esportiva se importa com o toque suave do tecido, precisa ser agradável em sua pele. Por isso lhe agradam as roupas de malha ou vestidos e casacos que ficam soltinhos no corpo, com caimento suave, que não atrapalhem, não lhe tragam qualquer tipo de desconforto ao longo do dia.

Ainda nessa linha, destacando a praticidade, jaquetas com bolsos são uma boa pedida, uma vez que permitem à mulher que saia sem bolsa. Há quem diga que mulheres não devem sair sem bolsa. Particularmente, discordo. Adoro sair com as mãos livres.

QUANDO OS ESTILOS SE MESCLAM

Um vestir puro, simples e rígido? Isso nem sempre se revela. Aliás, pelo contrário. É muito comum que uma mulher, um *look* e até uma peça de roupa tragam em si uma mistura de estilos.

Tomemos como exemplo um macacão. Ele por si só é um item esportivo, prático e casual. Porém, a partir do momento em que tivermos um macacão com estampa floral, falemos em flores miúdas com cores delicadas, ele recebe uma feminilidade, ganha um ar romântico. Calçados, tecidos, estampas, recortes, acessórios, enfim, qualquer detalhe na composição de um *look* é capaz de imprimir uma nova abordagem em um estilo predominante.

CAPÍTULO 4 - Imagem pessoal

Vale dizer que o estilo esportivo não impede que a mulher tenha sensualidade e elegância. O vestido soltinho pode ser curto, por exemplo, mostrando a perna, ou pode ter um decote, estar acompanhado de um colar especial. Enfim, essa mulher pode incluir toques pessoais em seu *look*, deixando-o especial, sem abrir mão do conforto pelo qual ela tanto preza. A regra nesse caso é caprichar nos detalhes e fazer do básico um sucesso.

• ESTILO CRIATIVO

Adjetivos que definiriam a mulher criativa em seu vestir? Ela é inusitada, ousada e irreverente. Combina roupas improváveis, que muitas não se arriscariam a usar, e chama a atenção, hipnotiza, encanta. Sem medo e com muita personalidade, mistura itens diferentes entre si, faz do vestir uma experiência e muitas vezes consegue resultados bastante interessantes. Mescla vários estilos de peças no mesmo *look*, brinca com estampas, cores, proporções e modelagens, sem ordem ou padrão. Tem um jeito democrático de vestir, é capaz de reunir elementos de qualquer estilo em um mesmo *look*.

No que exatamente consiste o vestir criativo? Pode ser um combo de cores, com uma saia rosa, uma camiseta amarela e um casaco laranja. Ou um jogo de estilos reunindo uma saia plissada feminina e romântica, com algo tão básico quanto uma camiseta. A mulher criativa ainda pode usar um jeans e uma camisa com cor chamativa, incluindo um colar especial ou qualquer outro acessório extravagante. Por vezes, a maneira de deixar a gola levantada já dá o toque especial a seu visual, já lhe confere personalidade. Misturar estampas também pode ser um recurso, sejam estampas de diferentes estilos (que tal um floral com listras ou xadrez com bolinhas?) ou estampas de estilos similares e diferentes tonalidades. O leque de exemplos do vestir criativo é infinito.

Estamos falando, enfim, de mulheres que têm a liberdade como marca, mulheres que se jogam e se vestem de maneira divertida, solar, brilhante. É gostoso vê-las chegando em um lugar, elas não passam despercebidas, geram movimento por onde passam. Não pensam em exaltar seu tipo físico, não pensam em se encaixar em padrões. O que elas querem é se divertir.

• ESTILO DRAMÁTICO OU FASHION

Eis o mais intenso dos estilos, um estilo eclético, quase teatral. Ele é marcado pelo uso de peças incomuns, que contam histórias, roupas garimpadas em brechós ou de marcas autorais. A mulher dramática se veste de acordo com seu humor. É inteligente, não costuma se ligar em tendências e, quando recorre a elas, o faz de maneira original, sem rótulos. Ela se arrisca em combinações improváveis, com proporções quase teatrais e um toque dramático.

Sem medo de errar ou de ser julgada pelo que veste, é aberta a cores, estampas, recortes, sobreposições, peças com comprimentos diferentes, jogos entre proporções,

CAPÍTULO 4 - Imagem pessoal

tecidos com texturas, tudo o que pontua seu estilo de maneira única. Exemplos de *looks* dramáticos: uma camisa de uma estampa e um casaco com outra estampa por cima. Quem sabe um vestido feminino com uma jaqueta sensual, uma calça curta aparecendo abaixo do vestido e uma bota preta. Talvez uma calça acoplada a uma saia ou uma calça da qual parta uma única alça, como se fosse um macacão em apenas um dos lados. Enfim, vale tudo dentro de peças diferenciadas, exóticas ou usadas de maneira diferenciada.

> ### DICA DA LOBA E DA LILI: CUIDADO COM AS "OPORTUNIDADES"
>
> Muitas vezes perdemos dinheiro, pois nos deparamos com itens em liquidação, decidimos aproveitar as "oportunidades" e acabamos comprando peças que nunca usamos. Não se deixe levar por preços baixos quando a roupa em si não a atrai ou não cai bem em você.
>
> Em tempo... Ao fazer compras presencialmente, procure experimentar as peças antes de comprar. Às vezes, por preguiça, pressa ou comodismo, gastamos dinheiro com roupas que não nos vestem bem e acabam se perdendo em nosso guarda-roupa.

A mulher *fashion* não se incomoda em passar certo estranhamento para quem a vê – pelo contrário. Não se trata de um estilo comum entre as brasileiras, que, entre outras coisas, costumam primar pela sensualidade.

REINVENTE-SE!

Que tal **EXPERIMENTAR** novas combinações de roupas? Que tal **OUSAR** ainda que por uma noite? Observe o que tem disponível em seu guarda-roupa e crie um ou mais *looks* diferenciados. Questione se teria vontade e confiança para sair na rua com tamanha ousadia, se usaria o *look* em casa com amigos próximos ou se arriscaria a brincadeira em um encontro em família. Acompanhe as dicas e, da maneira como preferir, divirta-se.

ABUSE DAS CORES

Algumas mulheres adoram cores, mas têm medo de ousar, hesitam antes de inseri-las em seus *looks*. As cores alegram o visual, dão movimento – e há várias formas de usá-las. Eis algumas delas:

- *Jeans e cor: não têm erro, a calça jeans aceita camisetas, camisas, blusas, malhas, jaquetas, blazers de qualquer cor. Basta escolher uma peça com uma cor que a agrade. É tiro certo.*
- *Cor base replicada na estampa: quer combinar uma peça estampada com outra que não seja neutra? Uma boa estratégia é combinar uma peça de tonalidade*

única, cuja cor base esteja presente na estampa da outra peça.

- **Ousadia em cores:** *reúna duas ou mais peças de cor única que chamam a atenção e contrastam entre si.*

INSIRA MAIS IDENTIDADE EM SEUS LOOKS

A terceira peça é uma ótima opção para quem deseja dar mais identidade a seus *looks*. Algumas roupas que podem prestar essa função:

- **Colete:** *pode trazer mais elegância ao look, quebrar um estilo, dar mais fluidez ou trazer neutralidade ao conjunto. O efeito que gera depende de modelo, cor e tecido – mas é certo que não passa batido.*
- **Quimono:** *eis uma peça que permite que brinquemos com comprimentos e cores, emprestando feminilidade e até mesmo sensualidade ao look. Ele entra como um casaco, um cardigã.*
- **Sobreposição de mangas:** *já experimentou vestir um casaco com mangas mais curtas que as da blusa de baixo? São brincadeiras, experiências, testes que podem surpreender você, agradá-la, gerar resultados interessantes.*

MISTURE ESTAMPAS

Combinar estampas não é uma tarefa fácil, mas se estamos falando de reinvenção de imagem pessoal, por que não tentar?

- **Bolsa protagonista:** *com um look já estampado, use uma bolsa que tenha a própria estampa.*
- **Cores neutras:** *para misturar estampas com certa cautela, experimente dois itens estampados que tenham tonalidades neutras.*
- **Paleta de cores:** *combine peças com estampas compostas pela mesma paleta de cores.*

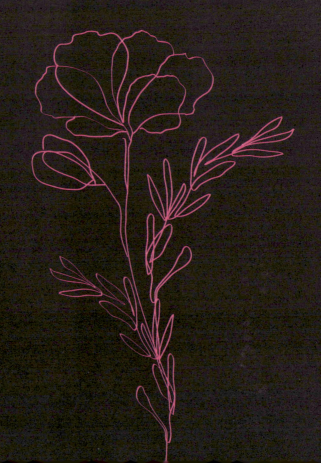

CAPÍTULO 4 - Imagem pessoal

HORA DE PRATICAR

A partir do momento em que uma mulher se reconhece em determinado estilo e tipo físico, o terceiro pilar para a construção da imagem pessoal refere-se à ação, ou seja, consiste em colocar em prática os pilares inicialmente apresentados. A conversa toda, no final das contas, é sobre traduzir em seu modo de vestir o conhecimento adquirido sobre os estilos pessoais e sobre o próprio corpo.

O melhor lugar para dar início a essa ação é seu guarda--roupa. Lance um olhar sobre o que você tem: roupas, calçados e acessórios. Com calma, no seu ritmo. Aos poucos, comece a selecionar algumas peças e experimentá-las, a testar combinações, pensando na harmonia do conjunto e no estilo que a essa altura você já deve ter identificado em si mesma. Brinque com peças, modelos, cores, acessórios, monte seus *looks* e fotografe-os. Você pode fazer as fotos com as roupas estendidas sobre a cama ou no seu corpo. Vestir os *looks* gera um processo sensorial, você pode colocar uma música, curtir o momento. E ao se fotografar, a mulher se observa com diferentes roupas, entende melhor o que gosta e o que não gosta em si mesma. Ainda que dê trabalho, o exercício amplia seu olhar, chama a atenção para novas combinações e para novas maneiras de tratar cada peça do seu armário.

À medida que for fazendo "o inventário do armário", aguce sua percepção. Que peças você considera coringas no guarda-roupa? Quais fazem sentir-se mais bonita? Quais são as mais versáteis? Confortáveis? Com quais você realmente se identifica? Quais merecem ser guardadas para ocasiões especiais, as que podem ser reservadas para eventuais oscilações de peso, as que estavam esquecidas, mas gostaria de voltar a usar.

Para peças há tempos sem uso, questione: por que estão encostadas? Será que ainda fazem sentido de acordo com seu estilo? O modelo, a cor, a estampa, o toque: existe algo em especial que não a agrada nessas peças? Com eventuais ajustes ou reformas, elas poderiam voltar ao uso? Às vezes a mulher tem medo de uma peça pelos mais diversos motivos – pelo corte, pelo estilo, por chamar atenção. Sua ousadia pode intimidá-la, por exemplo. Nessas situações, vale lançar mão da criatividade e experimentar a peça de outras maneiras, explorar novas formas de utilizá-la. Fazer isso sem medo. Caso se dê conta de que algumas roupas

E SE EU NÃO ESTIVER FELIZ COM ALGUM ASPECTO DO MEU CORPO?

Se algum ponto específico do corpo desagradá-la, está tudo bem, faz parte. Eu preferiria ter o braço mais magro, mas, pelo meu biotipo, depois de um tempo, a gordura se acumula nessa parte do corpo. E já que sei bem o que me incomoda, aprendi a lidar com esse traço e faço minhas opções. Há ocasiões em que mostro essa parte do braço, outras vezes prefiro disfarçar – quando é esse o caso, tenho alguns truques, como usar uma terceira peça, colocar um cardigan.

É aí que está a beleza de todo esse exercício: ele permite que tenhamos uma compreensão do nosso corpo e dos efeitos do vestir sobre ele. Permite que nos apoderamos da própria imagem e, por meio do vestir, nos torna aptas a valorizar o que consideramos nossos pontos fortes ou driblar aquilo que nos desagrada, conforme nossas preferências em cada momento, em cada contexto.

CAPÍTULO 4 - Imagem pessoal

realmente não fazem mais sentido, não tenha medo de se desapegar, seja doando-as ou vendendo-as. Nada de ficar com o guarda-roupa abarrotado de peças encostadas, convivendo com a sensação de culpa por compras feitas por impulso ou de maneira equivocada.

Nessa análise, aproveite e reflita sobre roupas que, embora não existam no seu guarda-roupas, a essa altura sabe que fazem sentido para você. Gostaria de comprar alguma roupa em especial? O momento é de sair da sua zona de conforto, se aventurar, experimentar, mudar e evoluir, buscar um vestir que de fato faça sentido para você dentro do estilo ou dos estilos com os quais já sabe que se identifica. O objetivo é fazer do seu guarda-roupa um espelho das suas verdades, um conjunto alinhado com o que você é, algo que em grande medida revele seu jeito de ser.

O QUE DESEJO A VOCÊS, MULHERES

Sou do estilo sensual e esportivo. Como me descobri desse jeito? Confesso que precisei da minha *personal stylist* Lili Filtre, porque foi ela quem me definiu assim depois de muitas conversas e de observar as nuances do meu jeito de ser, de me vestir, de me expressar.

Em alguma medida, quando o ambiente aceita, gosto de usar roupas com toque sensual. Alguma transparência, lingeries especiais, algo do sutiã à mostra. Durante o dia, para trabalhar, prefiro peças práticas e confortáveis, numa marca típica do estilo esportivo. No meu trabalho, especialmente em saídas para reportagens, as roupas confortáveis são essenciais, já que preciso estar bem para tirar o máximo proveito das reportagens, das entrevistas que faço. Aliás, imagino que isso não aconteça apenas comigo – qualquer pessoa que não estiver confortável na própria roupa não terá a produtividade na potência máxima.

Por vezes, quando o contexto aceita, mesclo meus dois estilos, entrando em um "sensual esportivo". Nesse caso, uso uma calça jeans com uma sandália de salto ou quem sabe com um *body* de renda ou com um pouquinho do sutiã aparecendo. Ainda que há anos venha atentando à minha imagem pessoal e que isso de certa forma faça parte do meu trabalho, considero que ainda estou aprendendo a me interpretar, ainda estou trabalhando minha imagem. Entendo isso como um processo, uma construção – e creio que ainda tenho muito a percorrer.

Apesar da minha caminhada calma nesse sentido, acredito que nem todas as mulheres precisam ser levadas pelas mãos para conseguirem se compreender em relação à imagem pessoal. Algumas se sentem mais empoderadas para avançar rapidamente nesse processo e por conta própria. Seja qual for seu caso, venho aqui para entregar um direcionamento para que cada mulher ingresse e se aprofunde nessa jornada de compreender e trabalhar sua imagem.

Nem sempre soube me vestir de acordo com meu querer. Ainda adolescente, adorava macacões (ou jardineiras), mas tinha receio de usá-los por comentários que ouvia por aí, inclusive da minha mãe. "As jardineiras deixam o corpo horrível. Essa roupa é muito feia, apenas grávidas usam".

CAPÍTULO 4 - Imagem pessoal

Eu achava uma roupa charmosa, tinha vontade de experimentar, mas faltava coragem e acabei nunca usando. Temos que nos policiar para não nos curvar à opinião dos outros, da mesma forma que também não devemos julgar.

Comentários desse tipo são improdutivos e não são pertinentes. Para algumas mulheres um tipo de roupa cai bem, outras ficam bem com outro tipo de roupa – e há as que se sentem bem quando vestidas de determinado modo, independentemente das peças lhe caírem bem. Sendo assim, cabe a cada uma de nós experimentar o que nos agrada e tirar nossas próprias conclusões. Saber quebrar paradigmas quando um *look* nos agrada. Se uma peça faz sentido para determinada pessoa, por que não a utilizá-la?

Provar e usar o que gostamos, no fundo, é uma libertação. Mesmo porque cada roupa que experimentamos tem potencial de despertar uma nova experiência em nosso sentir. Quando ousamos e inovamos no vestir, trazemos novos ares para nós mesmas, nós nos renovamos, nos reinventamos. Daí a importância de abrirmos espaço para isso em nossas vidas, livrando-nos de preconceitos e julgamentos que encontramos em casa, no trabalho, entre amigos, nas ruas e nas mídias. Nossa luta tem de ser por trabalharmos sensações relativas ao próprio corpo e à própria imagem ao longo de toda vida.

A cada mulher, portanto, desejo que conheça seu estilo, seu tipo físico, que se reconheça e se apodere de sua imagem pessoal. Que tenha no vestir uma prática espontânea, prazerosa e natural, algo que a leve ao encontro de si mesma.

> **É se olhar no espelho e se ver, se entender como mulher livre.**

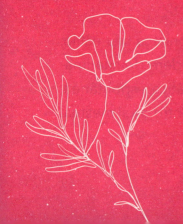

CAPÍTULO 4 - Imagem pessoal

Mais que isso, que ela encontre em seu vestir sua forma de se comunicar e que o faça com assertividade, à medida que se der conta de que cada roupa, cada acessório e combinação de peça transmitem determinada mensagem. Um dia ela se veste com uma estampa floral transmitindo leveza; no outro, opta por um blazer preto que passe segurança; no outro, mostra sensualidade e poder com uma fenda mais ousada.

Conforme a mulher vai adquirindo compreensão e domínio do próprio corpo, de seu estilo e do que veste, ela consegue brincar com as peças e tirar verdadeiro proveito do que tem. Enfim, mais que tudo, desejo que cada mulher, antes de sair de casa, seja capaz de se olhar no espelho e dizer: "Gosto dessa roupa e da maneira como ela veste meu corpo. Era assim mesmo que gostaria de sair de casa. Estou me sentindo bem e bonita". Para quem tiver essa percepção ao sair de casa, deixo meus parabéns. O caminho é esse mesmo.

> ## DICAS DA LOBA E DA LILI: ACREDITE NO SEU FEELING
>
> Se uma peça não a agrada, respeite seu *feeling*, não vista roupas com as quais você não se sente bem. Na melhor das hipóteses, ainda que a roupa não esteja ruim em você, sua autoestima não estará plenamente ativada. Mas se você gostar da roupa e quiser vesti-la, ainda que acredite que não valorize suas formas, procure explorar modos de utilizá-la de alguma maneira que dê certo com seu corpo. As regras existem, mas não podemos nos tornar reféns delas. É importante conhecê-las, tendo abertura para quebrá-las, para fazer adaptações de acordo com seu corpo e suas preferências.

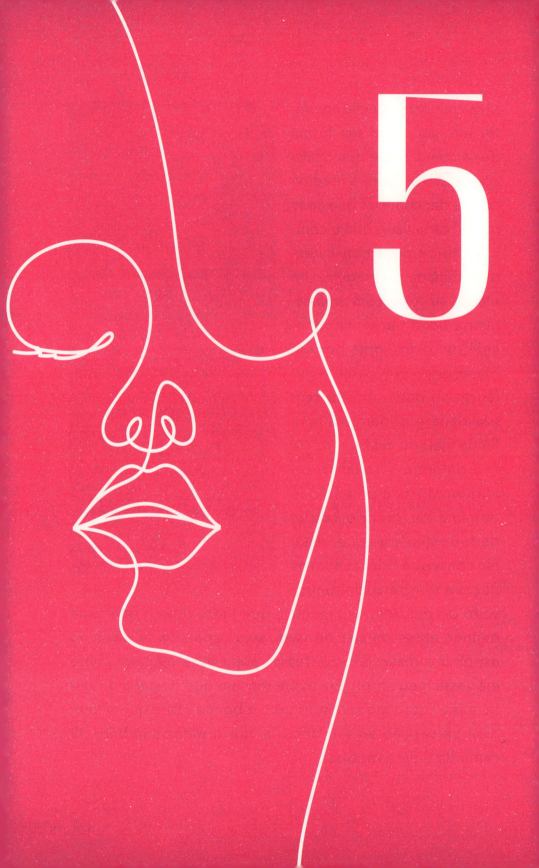

INDEPENDÊNCIA FINANCEIRA

De pequena, lembro-me de que sempre via minha mãe Miriam e a minha tia Ligia, as mulheres mais próximas com quem tinha contato, trabalhando. Acho que, de certa forma, esse padrão foi incorporado por mim. A minha mãe dava aulas, era ótima professora e foi diretora de escola pública, ajudou muito na sua área da educação. A minha tia foi caixa de banco e, depois que fez o curso de Direito, seguiu para o jurídico da mesma empresa. Era a melhor caixa do banco! Eu reparava que a fila dela sempre andava, ninguém reclamava. Ela sempre foi muito rápida, esperta; difícil alguma coisa que a gente dá para a minha tia resolver, até hoje, que ela não resolva.

Depois que minha mãe se casou pela segunda vez, eu já tinha 7 anos, comecei a ver uma figura masculina, o meu pai Milton, trabalhando. Ele era um engenheiro fantástico, um cara incrível e que sempre valorizou as mulheres da família. Meu pai biológico, Argemiro, era advogado, mas trabalhava com muitas coisas. Um homem superinteligente, rápido, bem informado. Mas como a gente não tinha contato todos os dias, eu via mesmo as mulheres dando duro.

Minhas referências de mulheres trabalhando vêm da vida toda. Nunca pude imaginar não produzir para o meu sustento.

E foi assim que aos 15 anos comecei com minha primeira experiência profissional, conforme já relatei por aqui, como modelo. Não se tratava de um emprego fixo nem da carreira dos meus sonhos, mas para mim era natural, ainda com pouca idade, já sair em busca de alguma remuneração. Esse é meu DNA. Se tivesse que vender laranja na feira ou fazer qualquer outra coisa, sei que teria a mesma vibração que minhas seguidoras veem na internet ou na TV. Gosto de trabalhar.

Sei que nem todas as mulheres foram criadas dessa forma. Existem mulheres que trabalham o dia para poder colocar um prato de comida à noite para os filhos. Existem outras, mais privilegiadas, que jamais cogitaram lutar por sua independência financeira. Essa variável não permeou sua formação, nunca se revelou como uma possibilidade. Talvez seja assim com você, talvez tenha dependido de alguém a vida toda, tenha optado por cuidar dos filhos e da casa, nunca tenha tido uma remuneração (o que é um absurdo! Falo da remuneração da dona de casa) e não consegue vislumbrar a conquista da autonomia financeira na maturidade. Se é esse seu caso, sugiro fortemente que reveja esses conceitos, repense e considere fazer algo para seu sustento. Nunca é tarde para começar e toda mulher que coordena casa, família ou simplesmente a própria vida também tem condições de atuar profissionalmente.

CAPÍTULO 5 - Independência financeira

Indo além, defendo que mesmo a mulher que trabalha em casa, dita do lar, deve ser recompensada financeiramente, deve ser paga por esse trabalho. Muitas trabalham em casa e também fora – e, nesse caso, me parece razoável que as tarefas domésticas sejam divididas com seu parceiro, caso exista alguém nesse papel. Para a mulher *ageless*, tudo isso é urgente e necessário: organizar a casa, as finanças e a vida para curto, médio e longo prazo.

Bato nessa tecla com veemência. A autonomia financeira é um ponto crucial para a mulher, uma condição para nossa liberdade. Eu acho impossível termos independência sem termos nosso dinheiro. E falo não só baseada no que acho, mas a história prova isso. Você pode até ser sustentada se quiser, se tiver um companheiro cheio de grana. Agora, precisa ter o seu dinheiro para ter a certeza de que na hora que quiser falar "tchau, amigo", você cai fora, livre!

Precisamos ter essa independência, não existe outro caminho. Entre tantas mulheres que já entrevistei pelo mundo, não tenho dúvidas em relação ao poder do dinheiro na vida de uma mulher, da liberdade que ele é capaz de conferir a cada uma de nós. Já estive perto de muitas mulheres que conviviam com agressores e sofriam abuso e violência doméstica – todas eram financeiramente dependentes. Por isso entendo que, independentemente de seu estado civil, de uma mulher ser casada ou ter um companheiro que pague as contas, ela precisa ter o próprio dinheiro. Só assim pode levar adiante seus desejos, ter as rédeas da própria vida, buscar o caminho que deseja, como quiser e no tempo que quiser.

Ainda que uma mulher se case e opte por se dedicar aos filhos, aos cuidados com a casa e com a família, ainda que seu companheiro tenha uma entrada financeira que resolva com tranquilidade as despesas da casa, me preocupa ver mulheres nessa situação. As variáveis são muitas, a começar pela própria saúde, pela própria vida. E se o marido fica fora do mercado por um tempo? E se por algum motivo precisar parar de trabalhar? E se o amor não for para sempre? Nesses casos, o que aconteceria com as contas da casa?

Entendo que, para viver em um relacionamento saudável, a mulher precisa saber andar com as próprias pernas. Nada contra o amor romântico, mas é preciso ter os pés no chão e saber que, por mais que um casal seja feliz, os relacionamentos podem ter problemas, e o pior dos cenários para uma mulher seria a obrigação de ficar com um homem pelo simples fato de não ter condições de arcar com o próprio sustento. E ainda acontece muito! Não estamos em condições iguais.

E para quem nunca experimentou essa investida, tenho certeza de que nunca é tarde para começar. Seja dentro de um relacionamento estável, no susto de um imprevisto ou no planejamento de um novo rumo para a própria vida, sempre existem condições de uma mulher se colocar no mercado, estruturar uma fonte de renda e buscar sua autonomia. Se houver tempo para ponderação, planejamento e preparo, será melhor. Seja qual for o contexto, para qualquer ser humano, de qualquer sexo ou faixa etária, a autonomia financeira traz tranquilidade e segurança. Em qualquer contexto significa liberdade.

TRABALHO, MEU PASSAPORTE PARA O MUNDO

Será que devo trabalhar? Vale a pena ter uma carreira? Nunca coloquei em pauta a possibilidade de não trabalhar. O trabalho na minha vida sempre foi um fato, uma certeza, parte de mim. Não importava o caminho que fosse percorrer, fui criada para ter **AUTONOMIA**, ter uma **PROFISSÃO**, um **SUSTENTO** e, consequentemente, as rédeas da minha vida. Não nasci para depender de terceiros. Aliás, detesto depender de qualquer pessoa.

Por meio do trabalho, conquistei muita coisa. Conheci o mundo, me conectei a pessoas das mais variadas culturas, adquiri conhecimento. Na parte material, quase sempre consegui o meu sustento: dinheiro para viver, para arcar com parte dos gastos da minha filha, para ter um lugar para morar, o que vestir, o que comer e um dinheiro também para meu lazer. E se conquistei muita coisa na vida, também suei muito. Minhas conquistas foram galgadas aos poucos; e tive momentos difíceis, crises sérias.

Na adolescência, como modelo, fiz muitos comerciais e, embora não fosse uma paixão, eu me virava, me saía bem. Era uma fonte de renda e uma forma de crescer, de ganhar alguma autonomia. Não aguentava o papel de boneca ao qual muitas vezes era submetida; detestava ser mandada, não ter liberdade na forma de atuar. Ainda assim, me dediquei a essa frente e ganhei algum dinheiro, além de experiência profissional e uma desenvoltura diante das câmeras que, anos depois, me ajudariam nos primeiros trabalhos na televisão.

Pouco depois de ingressar na faculdade de Jornalismo, em 1989, entrei no meu primeiro estágio na área, no jornalismo impresso. Eu já era bastante comunicativa e não demorou para os colegas de redação sugerirem que fosse para a TV. Analisando o movimento do mundo e dos computadores, das telas, vi que já se falava na desaceleração da mídia impressa - e achei que poderia ser interessante mesmo migrar para as telas. Entendi que de fato tudo aconteceria por lá, ali estaria a comunicação do futuro. Sempre procurei voltar o olhar para as tendências, para o que estaria por vir. A inovação e a tecnologia me fascinam e isso tem muito a ver com o movimento *ageless* - a facilidade de enxergar tendências e transitar em diferentes tribos, tempos e momentos. Foi uma questão de tempo e logo cheguei diante das telas, começando minha trilha como repórter, apresentadora, comunicadora e agora como criadora de conteúdo multiplataforma e influenciadora de mulheres maduras nas redes sociais.

Minha carreira enveredou por rumos que jamais poderia imaginar. Fui longe. Trabalhei como repórter para todos os telejornais da Globo, fui apresentadora da previsão do tempo do Jornal Nacional, em 1996, e apresentei o Globo Rural por dois anos. No SBT, apresentei as cerimônias de premiação do Oscar e do Grammy várias vezes. Entrevistei astros e estrelas do cinema mundial, como as atrizes Meryl Streep, Sandra Bullock e Jennifer Lopez, além de atores como Brad Pitt, Tom Hanks, John Travolta, Will Smith, Leonardo DiCaprio, Daniel Radcliffe (ator que fez Harry Potter). Na Record, fui repórter especial e apresentei vários programas. Viajei o Brasil e o mundo explorando e revelando para a audiência personagens, situações e lugares muito especiais.

Sempre fui **UMA PESSOA DO MUNDO** e, por meio da minha profissão, tive a oportunidade de vivenciar esse meu lado intensamente. Ainda tive três experiências profissionais incríveis: uma, em 1997, quando fui escolhida para fazer um curso na sede da CNN, em Atlanta, por três meses, para aprender lá e virar colaboradora no Brasil. Lembro-me de que tive uma reunião com o magnata das comunicações, o Ted Turner, na época. Em 1999, fui para Nova Iorque, trabalhar na Bloomberg Brasil. Não era bem o que queria, mas morar em um país de primeiro mundo foi fundamental para o meu crescimento. Viajei a 12 países em quatro meses; em 2009, entrevistei 144 mulheres, o que me trouxe muita consistência para a discussão de empoderamento feminino que vivemos atualmente.

Desde o início da minha atuação profissional, essa caminhada vem me trazendo inúmeras recompensas e vivências incríveis. Para além do imprescindível sustento e da autonomia financeira, o trabalho amplia horizontes, abre portas para o mundo, transforma a mulher, engrandece. Digo isso com conhecimento de causa – e com muita realização.

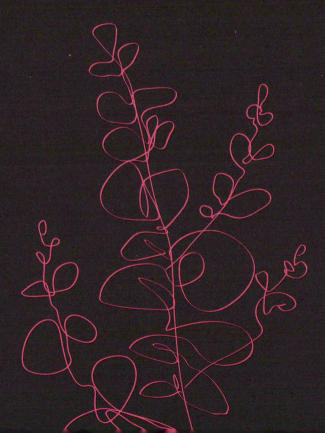

CAPÍTULO 5 - Independência financeira

NOS TALENTOS DE CADA UM, UMA FONTE DE RENDA

Como chegar à independência financeira? Eu ainda não cheguei à minha independência totalmente; estou construindo minha aposentadoria ainda. Como muitas empreendedoras no Brasil, sou a minha maior e única investidora. Mas nunca me senti tão no caminho certo, porque quebrar lá atrás me deu um senso de realidade tão absurdo que hoje reavalio meu negócio o tempo todo; mudo direções e vou realinhando. Se tenho medo? Sim. Medo de perder tudo de novo; acho que fiquei com trauma do passado e parece que às vezes tenho a sensação daquela época. Choro, penso, medito, faço terapia, leio e sigo.

Caiu, levantou, mulher. Quantas vezes terá que cair e levantar, Maria Cândida? Quantas forem necessárias, eu diria. Não existe triunfo sem quedas. E nós mulheres temos total habilidade para lidar com isso; é só não se perder na saúde mental. Competência toda mulher tem. Estatisticamente, somos as que mais estudam no mundo, estamos nos multiplicando em capacitação e temos a melhor "habilidade" do mundo atual: ser mulher. Fomos treinadas para lidar com casa, filho, companheiro que não ajuda, somos sempre as cuidadoras. Pois é, para alguma coisa serviu: somos FODA e o bonde das maduras só começou a passar. Muito mais vem por aí. Acreditem!

Mas vamos lá: para a mulher que não quer depender de terceiros, não existe mágica, o caminho é o trabalho. Trabalho, sorte, meta, resiliência, dedicação + engolir muito sapo ainda. Tá tudo junto! A parte boa é que há incontáveis modelos de trabalho no porvir – apesar da crise econômica – e, hoje, cursos capacitadores. A diversidade etária para mulheres maduras ainda é um ponto a ser trabalhado por muitas empresas. Mas esse movimento está em curso no mundo todo, até porque com a população envelhecendo estatisticamente e, em maioria, necessidades reais serão criadas. A tal da Silver Economy, a economia prateada, já é uma realidade.

Para quem quer ingressar ou voltar ao mercado, o primeiro passo é lançar um olhar atento à sua formação, às capacidades, às habilidades, aos talentos e às preferências. Sei que muitas chegam à maturidade sem grana porque se separaram e tiveram perdas patrimoniais ou porque saíram do mercado para serem mães. A realidade é dura e não vou ludibriar vocês falando que será fácil. Mas se precisamos começar, agora é a hora.

Algumas mulheres se sentem bem com a ideia de ter um emprego fixo e hoje eu também tenho parte do meu salário que vem de um fixo. Mas o grosso do meu dinheiro vem do meu lado empreendedora, da internet, das minhas palestras, da criação de outras frentes de renda dentro do audiovisual. Eu me vejo e me identifico totalmente como empreendedora, dona de negócio, uma *business woman*, porque até meu lado de *show woman* tem *business*. Não trabalho sem ser remunerada, a não ser que envolva uma parceria que gere algum ganho. Já fiz muito *post* de graça, mas hoje não faço nem para amigo, a não ser que seja algo social ou um segmento que quero ajudar, como o feminino.

CAPÍTULO 5 - Independência financeira

Acho horrível hoje as empresas que baixam salários e falam: olha, aqui tem plano de saúde etc. Oi? Benefício bom é bônus em dinheiro, não plano de saúde! Por isso, se você vai para uma empresa por plano de saúde, procure uma que tenha a ver com o que você gosta de fazer. Precisa e não pode escolher? Fica um tempo e depois

> CAIU, LEVANTOU, MULHER. QUANTAS VEZES TERÁ QUE CAIR E LEVANTAR, MARIA CÂNDIDA? QUANTAS FOREM NECESSÁRIAS, EU DIRIA. NÃO EXISTE TRIUNFO SEM QUEDAS. E NÓS MULHERES TEMOS TOTAL HABILIDADE PARA LIDAR COM ISSO; É SÓ NÃO SE PERDER NA SAÚDE MENTAL. COMPETÊNCIA TODA MULHER TEM.

redireciona para algo que a faça crescer. Superentendo a necessidade de nos alinharmos devido ao momento econômico e, por necessidade mesmo, optar por empregos que não nos remuneram como deveriam. Mas não se acomode, loba!

Para quem quer estrear ou se recolocar no mercado, é preciso se mexer: contatar conhecidos, divulgar sua intenção de trabalhar, perguntar por indicações para possíveis vagas, recorrer a sites e aplicativos de empregos, circular no bairro, entrar em redes sociais voltadas a negócios e ofertas de vagas, andar com o cachorro e bater papo com o pessoal da redondeza, olhar segmentos de loja que estão abrindo, o que está fechando e faliu. *Networking* e observação, fora capacitação, são a alma do negócio.

É preciso pesquisar oportunidades e comunicar as intenções para o maior número possível de pessoas; de preferência, já tendo o direcionamento em relação ao que gostaria de fazer.

Empregos fixos ou temporários não são o único caminho para a mulher se colocar no mercado. Em muitos casos, empreender pode se revelar uma excelente opção. Porém, se você não gosta ou não tem jeito para a coisa, cai fora. Mas várias mulheres são empreendedoras natas, embora nem sempre se deem conta de seu poder, de sua competência para colocar algo em prática, coordenar, fazer acontecer, liderar se for preciso. Seja qual for seu caso, é preciso antes de tudo refletir sobre possíveis áreas de atuação. Todas as pessoas têm suas habilidades, frentes em que se destacam e muitas sequer imaginam que podem ganhar dinheiro com tais capacidades, fazendo delas uma profissão.

Ao buscar um mercado de atuação, procure refletir não só sobre seus talentos, mas também sobre o que lhe dá prazer, como já lhe disse. Para mulheres *ageless*, o auge vai além do próprio sustento e da autonomia financeira. A grande ambição é chegarem a esse ponto fazendo algo que lhes agrade, que desperte nelas prazer, satisfação, que faça sentido a cada dia. O dinheiro, no melhor dos mundos, chega como uma recompensa pela entrega a algo que se faz com paixão e entusiasmo. Nem sempre é possível conciliar todas as vertentes, mas sugiro que você não meça esforços para encontrar uma ocupação profissional que realmente lhe dê prazer. Conciliar rendimento e satisfação pessoal em uma profissão é um presente. Palavra de quem

CAPÍTULO 5 - Independência financeira

ama o que faz. Se amando, às vezes dá vontade de a gente jogar tudo para o alto... imagine se não gostar?

Uma vez identificados seus talentos, é hora de verificar se seria possível encontrar um emprego em alguma das áreas em questão ou se haveria possibilidade de desenvolver um negócio, um trabalho, em alguma dessas frentes. Aquela vizinha que faz brigadeiros para festas, a amiga que vende bolo de manhã em frente a um ponto de ônibus nas proximidades de casa, outra que atua como representante de uma empresa de cosméticos. Todas que realizam tarefas desse tipo são empreendedoras.

Para as que decidem abrir o próprio negócio, é interessante que comecem aos poucos. O primeiro passo deve ser um estudo no bairro, no condomínio, na rua onde mora, nos lugares onde frequenta, avaliando se alguém já presta o serviço que pretendem prestar, como seria a concorrência, o mercado e se a empreitada poderia gerar um retorno financeiro interessante. Observar, refletir, analisar e investigar o tema. Caso já haja fornecedores atuando na frente em questão, vale pensar em que aspectos seria possível se diferenciar, onde seria possível oferecer exclusividade, de que maneiras seria possível se destacar diante de seu público.

DICA DA MARIA:
MAPEIE SEUS GOSTOS E TALENTOS

Você não sabe onde poderia atuar? Não imagina o que poderia fazer? A seguir, relaciono alguns questionamentos que podem ajudá-la nessa investigação. Eles podem ser um bom começo na busca por um caminho profissional, seja para a procura de um emprego ou para o desenvolvimento do seu próprio negócio.

- *O que você sabe fazer? Já trabalhou em alguma área? Poderia aproveitar antigas experiências profissionais para se recolocar?*

- *Que talentos você possui e que poderiam se tornar um negócio ou uma profissão? Você sabe cozinhar? Faz doces, tortas, refeições? Tem algum hobby que poderia se transformar em trabalho? Artesanato? Costura, bordado, pintura? Não se atenha apenas ao que faz no momento presente. Considere também eventuais habilidades que tenham ficado escondidas, talvez caladas por anos, mas que existem em você e podem ser utilizadas a seu favor.*

- Do que você realmente gosta? Que atividades fazem seus olhos brilharem? O que costuma fazer (ou gostaria de fazer) por prazer? Há algo que você já fez em algum momento da vida (ou faria) sem cobrar nada?

- Seus amigos e parentes a consideram referência em alguma das atividades que você costuma realizar? Em que situações, aspectos, atividades costuma despertar admiração? Você costuma receber elogios (ou costumava em algum momento da vida) por alguma habilidade específica?

- Existe algo que faz que as pessoas comprariam de você? Ou algum serviço que você poderia prestar, pois tem consciência de que sabe fazer bem-feito?

- Você tem algum conhecimento que poderia passar adiante?

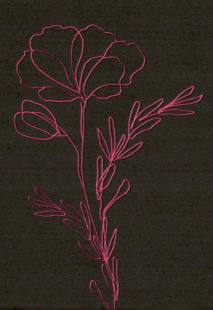

OLHO NO FUTURO

Alguns mercados vêm crescendo exponencialmente e podem se revelar boas oportunidades para sua atuação profissional. Atente às áreas a seguir e, caso alguma delas esteja alinhada a seus gostos e talentos, avalie a possibilidade de fazer dela sua fonte de renda:

- *Alimentação: talvez alguém da sua família tenha talento nessa área, algo que possa se transformar em um negócio, que possa gerar uma renda extra. Marmitas, pratos especiais, congelados... As alternativas nesse mercado são muitas.*

- *Alimentação saudável: esse mercado é composto por várias frentes, incluindo proteínas processadas para quem quer uma alimentação vegetariana e produtos orgânicos para quem quer fugir de agrotóxicos e fertilizantes sintetizados. Comida de verdade nunca foi tão valorizada.*

- *Serviços diferenciados em beleza: que tal uma manicure que se especialize em unhas de gel como um diferencial das outras, uma cabeleireira capaz de fazer penteados especiais, um salão de beleza que só usa produtos naturais? Especialmente entre mulheres, o mercado de beleza é muito aquecido no Brasil, há espaço para serviços segmentados e,*

*em alguns deles, os atendimentos podem ser reali-
zados na casa dos clientes, com investimento inicial
relativamente baixo.*

- *Personal organizer: o foco desses profissionais é organizar armários, estantes, arquivos e ambientes de modo
geral, de maneira a deixá-los mais limpos, práticos e
funcionais. Muitas mulheres exercem essa prática em
casa rotineiramente, com naturalidade. De todo modo,
para quem quer se profissionalizar, há cursos especí-
ficos que revelam métodos, dicas e orientações. Mas crie
uma identidade, algo que só você faça, do seu jeito.*

- *Consultoria: para quem tem formação em determinada área, mas está fora do mercado, uma alternativa
é retomar os estudos para se atualizar e passar a dar
consultorias na área em que tem conhecimento. Alguns exemplos: consultoria financeira para famílias
ou pequenas empresas, consultoria de estilo para
quem quer investir no visual e não se sente apta a
fazê-lo por conta própria e consultoria digital para
quem quer orientações a fim de desenvolver a comunicação de seu negócio nas redes sociais.*

- *Tecnologia: absolutamente tudo o que envolve dados,
tecnologia da informação, dará certo. Tem muita de-
manda! Os empregos que estão sobrando, pasmem,
são na área de tecnologia.*

Essas são apenas algumas possibilidades de atuação, mas é claro que existem outras, inúmeros caminhos que você pode seguir. Experimente analisar as próprias habilidades, talvez até os talentos de parentes e amigos próximos. Considerando suas constatações, lance um olhar sobre possíveis frentes de atuação. Você não precisa pensar em grandes retornos de imediato, é natural crescer aos poucos. Por isso, se tiver uma reserva, já começa a ganhar. O importante é ter em mente que sempre há tempo para começar, conseguir uma renda extra e, conforme o negócio amadurecer, conquistar sua independência financeira. Pode levar décadas, mas a sua melhor energia e sua vitalidade junto à maturidade, aprendizados da vida, estão em alta agora. Por isso, você tem que focar no que digo nos capítulos 2 e 3, saúde física, mental e prevenção.

QUANDO UM TEMA NOS CHAMA, NOS CONVOCA, NOS ESCOLHE

Universo feminino... Não tinha ideia de que a vida me reservava esse presente. O tema **ME CHAMOU**, me capturou, me prendeu. Não solto mais.

MEU DESPERTAR para o universo feminino foi minha viagem pelo mundo, conduzida pelos diálogos que desfrutei com 144 mulheres dos mais diversos perfis. Conforme já relatei, parti para essa jornada com depressão, em meio a episódios de crise de pânico e com o casamento em crise. A experiência gerou uma verdadeira revolução na minha vida.

A FORÇA DO FEMININO e o impacto de todas aquelas conversas me levaram a virar páginas, a fechar ciclos que não estavam mais me satisfazendo. Foi como uma alavanca que impulsionou em mim o desejo por me aprofundar no feminino.

Como primeiro chamado, senti o desejo de fazer uma imersão no universo da mulher brasileira. A ideia era desenvolver um projeto independente similar ao que havia feito pelo mundo, dessa vez viajando somente pelo Brasil.

Meu chamado era forte. Com dinheiro do próprio bolso, contratei uma produtora e partimos para a Amazônia. Minha filha Lara, que estava com 5 anos de idade, foi conosco.

Com biquíni e botas sete-léguas, a Lara nos acompanhava floresta adentro. Conversávamos com mulheres e meninas indígenas. Entre tantas entrevistadas, conheci uma mulher guerreira da Amazônia que subia em árvore para pegar açaí e também pegava jacaré à noite no braço, só no mergulho, no talento. Um cacique mulher que liderava tribos. Adolescentes que, embora fossem ainda ribeirinhas, já estudavam e pensavam em computador, em crescer. Artesãs locais. Vivenciei aquele chamado, a vontade de estar naquele mundo. Naquele momento, não existia outra possibilidade. Estava diante de um tema que realmente fazia sentido para mim. A vida havia me colocado nesse caminho.

Entrevistei doze mulheres da região e montei o piloto de um programa que, se tudo desse certo, abriria as portas para vários outros na mesma linha. Contratei um profissional para redigir um projeto, me inscrevi na Lei Rouanet, fui aprovada para desenvolver o programa. Procurei incansavelmente patrocinadores e parcerias com emissoras de TV, queria dar início a uma relação com a TV diferente da que havia tido até então. Em paralelo, me dedicava também à redação do meu primeiro livro, *Mulheres que Brilham*, no qual apresentava 50 mulheres que havia entrevistado pelo mundo. Reviver aquelas narrativas foi intenso e importante.

Publiquei o livro em 2011, mas, em relação ao programa, não consegui o patrocínio que tanto busquei. Foram cerca de três anos dedicando esforços e dinheiro pessoal a essa ideia, a essa frente. Os responsáveis pelas empresas analisavam o projeto, gostavam, davam indícios de que seguiríamos adiante. Passava um mês, depois outro, outro, e nada acontecia. Em paralelo, montei uma palestra sobre o universo feminino e, em datas especiais, como o Dia da Mulher e comemorações de final de ano, disseminava as ideias aprendidas até então.

Embora não tenha conseguido dar forma ao meu projeto inicial, fui acumulando vivências no universo feminino. As viagens, o livro e as palestras marcaram o início de uma jornada que não sairia mais da minha história. Cerca de dez anos depois do meu embarque para esse universo feminino, pude me ver realmente bem posicionada nessa frente. Especialmente de 2019 em diante, comecei a navegar efetivamente no tema por meio das redes sociais. A bandeira do feminino se tornou mais do que um tema profissional. Passou a ser um caminho, um norte, um propósito na minha vida.

E você? Será que existe algo no universo a chamando? Algo que a escolha, que a convoque, que capture seu coração? Qual é seu tema?

A ARTE DE SE REERGUER

Sou de uma época em que as únicas formas de se trabalhar com jornalismo eram na rádio, na televisão ou em veículos impressos. Hoje, com meu celular, escrevo, gravo, edito e, se preciso, coloco minha produção na rede sozinha. Faço isso regularmente. Mas quando me vi em meio à crise profissional que acabei de descrever, eu já tinha conhecimento desses processos, mas não vislumbrava a possibilidade de conseguir meu sustento trabalhando com jornalismo, se não fosse na televisão. Era a única forma de atuação que eu enxergava. Levaria um tempo até perceber o alcance que poderia ter por meio da internet e das várias redes que aos poucos foram surgindo nesse meio.

Eis que, em 2014, quando minha vida ia de mal a pior, consegui uma oportunidade em um *reality show* da Record chamado *Aprendiz Celebridades*. Era como *O Aprendiz*, do Roberto Justus, mas nessa versão os participantes eram celebridades. Eu tinha ouvido falar do programa e estive na Record para me oferecer para participar. Em meio à decadência financeira em que estava, sem trabalho fixo e sem conseguir dar andamento a meus projetos, assinei o contrato, conquistei a oportunidade. Não tinha ideia de como a experiência seria horrível para mim.

Para mim é muito difícil lembrar, duro falar no assunto. Estava em depressão severa, tomando muitos medicamentos e precisei ficar presa, confinada em um hotel, com pessoas que eu não conhecia, alguns com intenção de me derrubar, o que de fato é o "tal entretenimento" para a audiência. Não

CAPÍTULO 5 - Independência financeira

era exatamente como o *Big Brother*, mas ficávamos em um hotel, quartos separados, sem nenhum contato com o mundo. Entre esses participantes, alguns se entendiam bem e outros estavam dispostos a acabar com os concorrentes pelo prêmio de um milhão de reais. Eu sabia que não ganharia o prêmio, não havia ido lá por isso. Minha meta era ser vista na TV e voltar para a Record, para um salário fixo.

Sempre gostei de *business* e achei que lidaria com projetos relacionados a *marketing* e negócios. Qual não foi minha surpresa quando me vi em um programa que mais parecia uma gincana de colégio? As provas eram vergonha alheia total.

Eu que já não estava bem, comecei a me sentir

QUER SE REINVENTAR? TENHA CAUTELA COM SUA FONTE DE RENDA

Se você pensa em mudar de área, em reinventar-se profissionalmente, em dar uma virada na sua vida, vá por mim: não abandone sua fonte de renda principal antes de se reestruturar. Cometi um erro nessa frente e as consequências foram trágicas. Paguei caro por uma escolha que fiz de corpo, alma e coração. Compartilhei minha experiência e peço licença para fazer minha recomendação.

Ainda que esteja explorando novas frentes, não largue a ocupação que a sustenta antes de se reestruturar. Segure a ansiedade, dê um passo por vez. Observe o mercado, avalie as possibilidades e, se possível, ingresse no novo mercado, mantendo-se por um tempo na atividade anterior, ainda que em volume reduzido. Minimize tanto quanto possível o risco de ficar em dificuldades financeiras, de perder sua segurança e estabilidade. É fundamental ousar, crescer, investir, mas segure a impulsividade no momento de virar a página, de fechar qualquer porta.

cada dia pior. Me sentia um lixo, fazendo coisas das quais não me orgulhava, vivendo passagens que detesto lembrar. Entendo essa passagem como uma mancha na minha carreira, me fez muito mal ter participado. Eu me arrependo totalmente.

Fiquei no programa por 21 dias. Nesse período, minha depressão piorou, tive uma recaída, chorava todos os dias com saudade da minha filha. Foi horrível. Mas aí, a recompensa: o programa me deu alguma visibilidade e, assim que saí de lá, fui convidada pela Rede Família para fazer o programa matinal feminino *Tudo Posso*. Começaria, enfim, a temporada na qual conseguiria me refazer, muito lentamente e ainda doente, mas respirava fundo e seguia.

O ingresso no *Tudo Posso* representaria minha volta à TV. O salário era baixo, mas para mim valia a pena. Era mensal, fixo e com ele fui aos poucos me reequilibrando financeiramente. A depressão seguia, havia ocasiões em que ia gravar me sentindo tão mal, que sequer conseguia falar direito. Estava muito doente, mas trabalhava, cuidava da Lara, me virava com o que precisava. Não sei como, mas seguia equilibrando os pratinhos que precisava equilibrar. É importante ressaltar que minha família sempre esteve ao meu lado, me ajudando de todos os modos.

Foram anos difíceis e minha virada de fato aconteceu em 2017, quando fui trabalhar na TV Aparecida, apresentando um programa feminino chamado *Manhã Leve*. Nessa emissora, finalmente, comecei a recuperar minha autoestima. À medida que o trabalho evoluiu, parei de duvidar da

CAPÍTULO 5 - Independência financeira

minha competência. Fui me dando conta de que era boa no que fazia e de que era essa a área em que deveria continuar atuando.

Àquela altura as redes sociais já estavam ganhando força. Eu tinha um canal no YouTube onde havia postado entrevistas que fiz anos antes em Hollywood, mas não produzia um conteúdo exclusivo para o canal. Em dado momento, entendi que a internet estava ganhando força e passei a fazer vídeos no celular para meu canal. Não havia sido treinada para isso e achava desafiante; não posso dizer que gostava – mas era um trabalho importante, pelo menos para mim.

Comecei a alimentar meu canal regularmente. Eu filmava para as entrevistas que fazia para a TV Aparecida, o material ia para o YouTube da emissora e eu postava no meu perfil do Facebook. As postagens repercutiam. Muita gente que não me via na TV começou a me acompanhar nas redes sociais, a comentar minha atuação na emissora. À medida que ganhava visibilidade, percebia que o trabalho voltado às redes sociais estava funcionando e que meu celular poderia ser uma importante ferramenta de transformação.

Eu que havia experimentado ter dez pontos de audiência no Ibope quando apresentei o Oscar, doze pontos no SBT Repórter, mais de 15 no *Programa do Gugu* (no qual também trabalhei) e 45 na Rede Globo, nos anos 90, estava em um programa com o qual conseguia 0,15 no máximo em audiência. Mesmo assim, percebi que meu espaço na TV Aparecida era uma oportunidade e agarrei minha missão com unhas e dentes. Eu era apresentadora do programa, tinha muita expertise em reportagens, trabalhava com ótimos profissionais. Treinei a equipe tanto quanto podia. Todos os dias, depois do programa, dava ao grupo um *feedback* em relação ao que tinha ido ao ar: apontava o que tinha ido bem, o que poderia melhorar, o que poderia ser implementado.

Fiquei dois anos na TV Aparecida. Foi lá que consegui refazer meu caixa, acabar com minhas dívidas. Vendi meu apartamento, comprei um menor, zerei as questões financeiras. Outra virada fundamental foi o aspecto emocional. Foi na TV Aparecida que consegui me reequilibrar. Sou espírita kardecista e não me identifico com imagens sacras, mas é inegável como essa vivência em Aparecida me transformou, foi onde me reergui, onde me curei. O estúdio onde eu gravava ficava no subsolo do Santuário de Nossa Senhora Aparecida. Ou seja: semanalmente eu passava três dias inteiros no santuário. Embora não seja devota de Nossa Senhora Aparecida, sou profundamente grata a ela. Reconheço que foi ali que me curei, me reergui, recuperei o melhor de mim e me preparei para muitas coisas boas que viria a construir dali em diante.

Sairia da emissora por decisão própria no início de 2019 e começaria a dedicar muito do meu tempo ao meu canal do YouTube. Poucos meses depois, recebi um telefonema para trabalhar na Globo. Voltaria para a maior emissora do país, onde, 25 anos antes, havia começado minha carreira como repórter.

CAPÍTULO 5 - Independência financeira

Tenho muito que mencionar o empenho, a amizade e o profissionalismo de duas pessoas da equipe que me ajudaram muito: o jornalista Fernando Aumada e a *stylist* Lili Filtre, mencionada no capítulo 4. A Lili sempre foi a mulher com foco na liberdade, no espiritual, no místico e no meu *styling*. O Fê entrou de cabeça no lado comercial, no racional, nas questões práticas. Eu era o conteúdo, o direcionamento, a raiz de tudo e a pessoa que transmitia para o público o que queríamos dizer e alcançar. Uma equipe *ageless*, em intensidade de sonho, com recortes geracionais diferentes: na época a Lili estava com 40 anos, Fê com uns 28 anos, eu com 47, acho. Eles seguiram outros caminhos, estão bem posicionados em outra empresa, mas sou grata ao nosso trio, que viven-

DICA DA LOBA: INTELIGÊNCIA EMOCIONAL A SEU FAVOR

- Preste atenção em suas emoções. Analise o que você sente e as ações que tem como resposta a diferentes estímulos. Experimente escrever sobre isso. Ao anotar, aguçamos nossa percepção em relação ao tema em questão.
- Controle suas emoções: em situações de estresse e medo, não deixe que esses sentimentos a dominem. Procure se equilibrar e manter a calma e o pensamento positivo. Ouça meditações guiadas, se puder, mas volte ao foco.
- Motive-se: pense antes de agir, tome suas decisões conscientemente e não desista das coisas em que acredita.
- Tenha autoconsciência: use *feedbacks* negativos para se aprimorar e busque conhecer mais sobre si mesma.
- Seja humilde: essa é a base de tudo, em qualquer negócio e relacionamento.

ciou absolutamente tudo, como se fosse uma irmandade. Também preciso mencionar o Lucas Mendes, diretor de cinema e *videomaker*, que sempre esteve junto a nós em discussões de conteúdo e posicionamento, atuando como câmera e editor, dando vida a muitas das minhas loucuras – que também são as dele. Hoje o Lucas já tem uma filha, é casado. Temos diversas parcerias de conteúdo. Outra pessoa que não posso deixar de citar é a Darlin' Ane. Ela era minha fã e me acompanhava em transmissões de Livestream (espécie de *lives*) que eu fazia em 2010, ou antes até. Respondia aos seguidores em texto, porque não tinha esse esquema de live de hoje. De tanto que eu a via nas lives, ela virou minha estagiária. É pernambucana, mora em Recife, e continuamos juntas. A gente ainda não se conhece pessoalmente, acreditem! No lançamento deste livro vamos nos conhecer. Emblemático, né?! Mas a Darlin' Ane é como se fosse uma pessoa da família.

Outros passaram pela equipe, como a Fran, a Verônica, o Victor e o André. Eles vivenciaram e alguns ainda vivenciam esse furacão chamado Maria, que ainda está incompleto, em processo. Este livro é mais um passo no caminho da Liberdade Feminina, da nossa paixão por gerar conteúdo informativo, de qualidade, com muito humor e irreverência. Damos a vida pelas nossas mulheres e horas intermináveis de trabalho. O que realmente espero? Estimular, provocar e inspirar todas vocês.

> **Liberdade financeira a deixa mais potente para viver suas vontades, suas metas, seu propósito.**

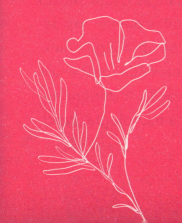

TECNOLOGIA, COMO TE QUERO!

A tecnologia está aí e não se trata de um item do futuro, mas do presente. Não tem como negar, como evitar, como fugir. Independentemente da idade, dos hábitos, dos gostos e da área de atuação profissional, para quem trabalha, todo ser que vive em sociedade atualmente precisa ter, no mínimo, alguma familiaridade e desenvoltura com o universo digital. A era digital está aí e não é uma questão de gostar ou não gostar. É uma questão de sobrevivência no mundo atual. Profissionalmente, ainda mais. Seja empreendendo ou trabalhando para terceiros, precisamos romper com os velhos padrões analógicos e experimentar, inovar, nos reinventar. Conexão é a palavra, e a tendência é termos cada vez mais canais, ferramentas, pessoas, processos e dados conectados.

A inserção no universo digital nos coloca como parte do mundo. A tecnologia é uma ferramenta para o negócio e para a vida de cada uma de nós. O caminho há anos vem sendo traçado. Seja nas telas dos celulares, nos monitores de computador, nas TVs ou até mesmo em óculos que simulam uma realidade virtual, o mundo digital entrou com tudo, principalmente na pandemia.

Minha filha nasceu no século XXI já com o celular em mãos. Ela pensa de modo digital. As crianças deste século são tão inseridas nesse contexto que muitas passam os dedos em impressos, esperando que dali se abra algum link, vídeo ou coisa que o valha. Já nós, mulheres 40+, nascemos analógicas, não fazemos parte dessa geração. Independentemente disso, precisamos nos adaptar à tecnologia. Preci-

CAPÍTULO 5 - Independência financeira

samos nos tornar digitais, até para estarmos integradas à sociedade. Desde a espera de um restaurante, passando pelo pagamento de um *ticket* de estacionamento, pagamento de contas, compra de um ingresso de cinema. As transações digitais estão cada vez mais comuns e, com o passar do tempo, a mediação de pessoas em canais de vendas e serviços tem se reduzido; a tendência é nítida. Celular, computadores, *tablets* e totens vêm se tornando os principais meios para transações. A tecnologia está permeando todas as vertentes da sociedade. O autoatendimento em bancos, lojas, mercados e restaurantes já é realidade e ainda coexiste com o humano, que vem reduzindo sua participação. Indo além, até a interação com pessoas tem passado pelo digital. Vínculos sociais muitas vezes são estabelecidos, fortalecidos e mantidos nesse contexto. No aspecto profissional, da mesma forma, a importância da tecnologia é incontestável.

Os processos digitais surgiram como inovações, logo se tornaram alternativas e, em algumas frentes, tendem a representar o único canal disponível. Costumo fazer uma analogia com o ar-condicionado dos carros. Houve um tempo em que esse acessório não existia, era impensável. Depois surgiu como um item de luxo, opcional; para ter esse conforto, era necessário pagar caro. Com o tempo, todos os carros passaram a ter ar-condicionado, passou a ser um item de fábrica. Voltando aos canais de vendas e serviços, ainda há usuários que preferem fazer as transações com pessoas, em detrimento dos canais digitais. E se é esse seu caso, sugiro que vá aumentando sua familiaridade com a tecnologia, pois esse caminho não tem volta.

Além do contexto pessoal e do social, quem não se familiariza com a tecnologia tem muita dificuldade, claro, para se colocar no mercado de trabalho. Independentemente de sermos nativas analógicas, precisamos nos reinventar, migrar para a nova realidade e nos alinhar. Eu fiz essa virada e valeu a pena. Recomendo.

DICA DA LOBA:
ESTREITE SEU VÍNCULO COM A TECNOLOGIA

Quando vamos ao supermercado e existe a opção de fechar a compra em um caixa convencional ou em um totem de autoatendimento, sugiro que experimentem a nova versão, ainda que não saibamos como utilizá-la. É possível que leve um pouco mais de tempo, algumas tentativas e erros; talvez seja necessário pedir a ajuda de um atendente, mas naturalmente haverá o aprendizado e, cedo ou tarde, a adaptação à nova ferramenta.

Em casa mesmo, o celular é uma ótima frente para esse aprimoramento. Nesse caso, aconselho que a exploração do aparelho, de seus aplicativos e funcionalidades se torne um hábito. Você pode procurar aplicativos de temas de seu interesse, seja viagens, arte, atividades físicas ou trabalhos manuais. Seja o que for. A partir daí, basta baixá-los e navegar por eles livremente. Estudando temas de interesse pessoal, acabamos aprendendo sem perceber.

Navegue, explore e você, aos poucos, ficará mais segura, mais preparada para os desafios tecnológicos. No final das contas, a grande questão é nos familiarizarmos com a tecnologia e entendermos que ela pode – e deve – ser usada a nosso favor. Só precisamos treinar. Temos mais dificuldade que os mais jovens e, justamente por não termos grande desenvoltura nessas frentes, precisamos treinar, mas existe um caminho e podemos sim aprender.

O importante é desenvolvermos uma relação saudável com a tecnologia, esteja ela representada pelo celular, pelo computador, pelo tablet, por um totem de autoatendimento ou por qualquer outro aparato que a qualquer momento venha a surgir.

CAPÍTULO 5 - Independência financeira

EXERCÍCIO: REGISTRE SEU PROGRESSO

Que tal abraçar o desafio de avançar um passo por dia com seu celular? Experimente. Comece hoje mesmo. Baixe um aplicativo, aprenda uma funcionalidade, explore um recurso até então desconhecido. No espaço a seguir, registre seu progresso, seus passos, as principais descobertas que você tem feito.

NA MINHA REINVENÇÃO, O DIGITAL

Amo novidades e não tenho dúvida de que essa característica contribuiu demais com o desenrolar de toda minha história profissional. Com mais de três décadas de jornalismo, não é raro me perguntarem sobre carreira, profissão e tendências de trabalho. Mais que isso, muita gente me pergunta como me reinventei, como depois de tantos anos afastada da TV e de ter vivido tantas dificuldades pessoais e profissionais consegui voltar a trabalhar justamente na maior emissora do país. Diante desses questionamentos, minha resposta tem sido bastante objetiva: eu me reinventei por meio da tecnologia – mais especificamente, fazendo experiências com meu celular e um pau de *selfie*.

Conforme contei, algumas decisões que tomei, aliadas a determinados contextos pessoais e do mercado de modo geral, acabaram me jogando no limbo, passei por momentos muito duros. Minha sorte, no entanto, é que, para sair do pior contexto em que estive na vida, pude contar com minha forte energia de quebra e reconstrução que vem do meu ascendente, escorpião.

Felizmente, tenho abertura para o novo, me identifico com o mundo atual, intergeracional, hiperconectado com novas ideias e formas de trabalho, olho com entusiasmo para a tecnologia. E foi isso que me salvou, foram traços vitais para que eu pudesse me recolocar profissionalmente, me reerguer.

Estávamos em 2014 quando criei meu perfil no Instagram. Eu postava fotos minhas, algumas da minha filha, e comecei a divulgar algumas roupas e produtos. Aos poucos fui crescendo nessa frente, de maneira gradual e espontânea. Sempre atenta à tecnologia, eu via as redes sociais ganhando força, o movimento acontecia de modo nítido diante de mim. Ainda levei tempo para atuar de maneira mais incisiva nessa frente. O passo seguinte foi o Facebook e, em 2019, finalmente comecei meu trabalho no YouTube. Juntei todas as redes no mesmo segmento e hoje tenho cerca de 1 milhão de seguidores, mais de 70% do sexo feminino, entre 35 e 55 anos, em maioria.

Para mim, atuar no YouTube foi um marco, um divisor de águas. Foi onde realmente comecei a fazer internet. Atuando nessa rede, eu me dei conta de que tinha em mãos tudo o que precisava para impulsionar minha carreira, dar uma guinada profissional. E foi o que realmente aconteceu. A partir da visibilidade que ganhei no meu canal, no próprio ano de 2019, fui contratada pela TV Globo, depois de mais de 20 anos.

Nos meus momentos de crise, havia tentado tanto voltar à TV "por meios normais", batendo nas portas das emissoras, conversando com as pessoas do meio, falando de tudo o que havia construído até então. Nada havia dado resultado. Até que acabei conseguindo voltar para a TV, justamente para onde eu comecei a minha carreira, graças à minha atuação nas redes sociais, fazendo uso do meu celular. No final das contas, minha reinvenção se deu por conta da abertura para o novo, para a tecnologia, se deu graças à capacidade de desconstruir, de encarar o novo, de me dispor a aprender e me entregar ao novo caminho que enxerguei. Por isso acho importante demais esse olhar da mulher, de qualquer idade, para a tecnologia, para o que está acontecendo no momento em questão.

Em cerca de quatro anos de atuação mais forte nas redes, terminei 2022 sem ser uma gigante da internet, mas com muito material já postado e bastante repercussão. São mais de 500 vídeos com foco na mulher madura. Essa frente digital que começou de maneira tão despretensiosa, quem diria, se tornou uma importante vertente da minha profissão e minha principal fonte de renda. Pago muitas das minhas contas com meu trabalho no meio digital, com vídeos que produzo e posto da sala de casa com meu celular. Os anúncios veiculados nas redes passaram, inclusive, a me trazer mais retorno financeiro do que a própria TV.

Independentemente dos números que existem por trás dessa equação, passei a perceber o celular como uma continuação do meu braço. A vivência é ótima. Vejo algo interessante, filmo, coloco um texto no *voice recorder* e subo para a rede. O meu negócio é colocar informação no ar. E tudo o que consideramos relevante se torna informação, é tratado como tal. Hoje isso é feito com o celular, talvez amanhã haja um dispositivo ainda mais adequado. Quem sabe a gravação será feita com um dispositivo acoplado à palma das mãos, quem sabe aos olhos? Isso são detalhes. O importante é acompanhar a evolução tecnológica, estar inserida no cenário vigente, alinhada com o mundo.

Mas, por favor, mantenha sua saúde mental em ordem, porque o celular pode lhe trazer também muitos gatilhos

CAPÍTULO 5 - Independência financeira

de comparação. Então, escolha o que vê e quem segue e não deixe de ler livros, livros de papel como este.

HÍBRIDO EM QUE ACREDITO...

Muitos movimentos, principalmente no pós-pandemia, já propõem o rompimento com a tecnologia, seria a volta ao mundo analógico, sem tanta pressão e rapidez. Eu acredito na junção da tecnologia com pausas estilo analógicas para cultivarmos o contato olho no olho, a conversa, as trocas humanas, o olhar para a natureza, o contato com o real e o físico. Essas pausas servirão de alicerce para a nossa criatividade no digital. Por isso, respeite os fins de semana com a família, com amigos, assista a um show, leia, dance, ande de bicicleta. Tudo isso lhe proporcionará bem-estar e sua criatividade vai voar!

Na era do ChatGPT, o *chat* fará o trabalho básico e o humano será valorizado demais. A tecnologia fará basicamente tudo nos próximos dez anos, mas não adianta não ter referência, porque a pessoa não saberá o que pedir para o robô. Com vivência, experiências, história de vida e trocas humanas, conseguiremos usar o robô e dar a nossa cereja do bolo com o toque pessoal.

Confira o LobaCast sobre desenvolvimento pessoal, foco e disciplina com a coach Raquel Fonseca:

DIA DE VIDEOCONFERÊNCIA

Pretende estar **INSERIDA** no mercado de trabalho dessa década? Venha! Foi-se o tempo em que os encontros profissionais eram todos presenciais. Numa tendência impulsionada pela pandemia da covid-19, reuniões profissionais a distância passaram a ser cada dia mais recorrentes. A prática, inicialmente adotada quando havia distâncias significativas entre as partes, passou a ser usada sistematicamente para possibilitar conversas protegidas nos tempos de pandemia. Dali em diante, sem nenhum estranhamento, passou a ser comum em meio a interlocutores que por vezes estão em um mesmo bairro.

Um **BOM PREPARO** para videoconferências é fundamental para profissionais de diversas áreas de atuação – até mesmo para cursos de capacitação e entrevistas de emprego. Independentemente da área de atuação, ou de a rotina profissional ter formato híbrido, os mais bem adaptados terão maiores chances de obter sucesso.

A seguir, você confere alguns itens básicos para uma boa interação nesse formato.

1) CELULAR, TABLET OU COMPUTADOR COM VÍDEO E ÁUDIO DE QUALIDADE

Para ter uma boa chamada de vídeo, é preciso ter um equipamento capaz de captar bem sua imagem, sua fala e, da mesma forma, mostrar com boa definição a imagem de seu interlocutor e revelar seu áudio.

2) ACESSO À INTERNET

Uma conexão de qualidade é importante para garantir que imagem e áudio sejam transmitidos com fluidez, sem cortes ou falhas constantes. Seja Wi-Fi ou 5G, o item é essencial para uma boa interação entre as partes.

3) ESTABILIDADE E SUPORTE

Caso você esteja usando um celular para a chamada, ele deve estar acoplado a um tripé ou ao menos apoiado em uma superfície firme. Em qualquer um dos casos, o importante é que esteja estável e garantindo um bom enquadramento. Atente para deixar seu rosto todo na imagem. O ideal é fazer alguns testes e já deixar o equipamento posicionado antes do horário marcado. Vale lembrar que, além do tripé convencional, outra opção é usar um minitripé disposto sobre a mesa.

4) ILUMINAÇÃO

Para que seu rosto seja visto com definição, é importante que esteja bem iluminado. Caso a luz ambiente não seja suficientemente boa, é possível lançar mão de um acessório bastante simples, chamado *"ring light"*. Trata-se

de uma luminária pequena, que tem o formato de um aro.
Pode ser facilmente encontrada à venda na internet, é barata e, se estiver acoplada a um pequeno tripé, torna-se mais fácil deixá-la em posição adequada.

5) AMBIENTE SILENCIOSO

Para quem trabalha em *home office*, agito e ruídos são sempre muito desafiadores. De todo modo, dentro de suas possibilidades, procure fazer suas chamadas em um local calmo, silencioso, com menor nível possível de ruídos externos.

6) APARÊNCIA E POSTURA

O fato de estar trabalhando em casa não anula a necessidade de se vestir e se portar de maneira condizente com o contexto profissional. Antes de fazer suas chamadas de vídeo, procure se vestir como se estivesse indo a uma reunião presencial. Da mesma forma, tenha atenção ao modo como se senta, às caras e bocas, ao cenário que está se revelando ao fundo, atrás de sua imagem. Finalmente, durante as chamadas, procure olhar para a câmera propriamente dita, para que seu interlocutor tenha a impressão de que você está olhando para ele. Vale dizer que esse olhar para a câmera não é algo natural, é preciso treinar. Mesmo tendo trinta anos de televisão na bagagem, treinei muito antes de me acostumar com esse padrão no telefone.

    Preparada? Escolha o ambiente, arrume o equipamento e invista em seu visual para fazer suas chamadas de vídeo. Procure ajustar tudo com antecedência e testar antes de iniciar. Boa sorte!

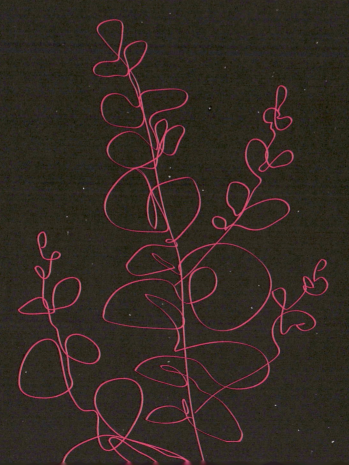

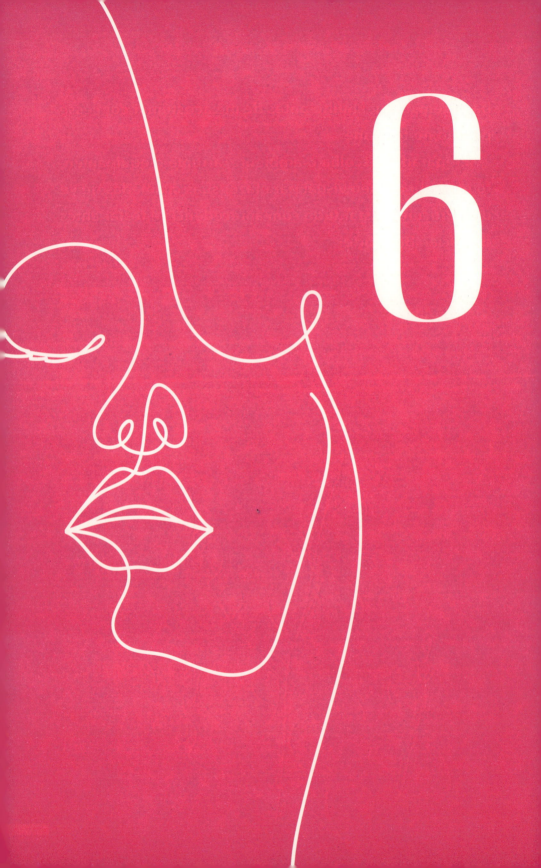

HORA DE AGIR

Chegou o momento de você, mulher 40+ (sem limite de idade), loba maravilhosa, unir todas as peças do quebra-cabeça que vimos até o momento, entender que tem nas mãos várias partes dessa engrenagem e que cabe a você mesma colocá-las para rodar de maneira apropriada.

Falamos aqui de maturidade, do feminino, definimos o conceito de *ageless*. Conversamos sobre corpo, saúde, sobre o que acontece com a mulher antes e depois do climatério, da menopausa em si – e sobre formas de lidar com tudo isso. Tratamos também de saúde mental, de imagem pessoal e da importância da autonomia financeira na vida de uma mulher. Falamos de negócios e da importância da tecnologia nessa virada de mundo que começou para valer com a pandemia, em 2020.

Foram muitas conversas, em muitas vertentes. E espero que tudo isso a motive a refletir, a nutra de alguma forma, seja um gatilho positivo para uma jornada consciente e transformadora. Enfim, apresento agora um chamado, um convite para a ação, para a transformação efetiva.

É hora de você, mulher 40+, começar sua transformação, colocar em prática o que ressoou em si como um chamado, o que fez sentido nessa jornada. E para que compreenda onde exatamente está, para onde deseja ir, até que ponto se vê preparada para seguir, começo trazendo algumas reflexões.

1. Você se orgulha das suas experiências e de sua maturidade?

( ) Sim

( ) Não

( ) Em processo

2. Você se define como uma mulher *ageless*, isto é, uma mulher que não se define apenas pela idade cronológica, mas sim por seus interesses, gostos, vontades e verdades? Que admite e se orgulha da sua idade e a entende como um processo, independentemente de gerações?

( ) Sim

( ) Não

( ) Em processo

CAPÍTULO 6 - Hora de agir

3. Você entende que não está velha no sentido pejorativo da palavra?
( ) Sim
( ) Não
( ) Em processo

4. Você já percebeu que vão ocorrer várias mudanças no seu corpo, incluindo alterações no metabolismo (que ficará mais lento) e redução da massa muscular?
( ) Sim
( ) Não
( ) Em processo

5. Você já sacou a diferença entre idade cronológica e biológica?
( ) Sim
( ) Não
( ) Em processo

6. Você entende que sua idade biológica está relacionada à vitalidade, à saúde do corpo, ao seu estilo de vida, a hábitos como alimentação e qualidade de sono, eventual estresse e à maneira como tem lidado com sua vida até agora?
( ) Sim
( ) Não
( ) Em processo

7. Você tem claro que, depois dos 40 anos, muita coisa muda no organismo e que saúde e prevenção serão sua bússola para uma qualidade de vida melhor na segunda fase da vida (que pode chegar nos 100 anos)?

( ) Sim

( ) Não

( ) Em processo

8. Você se comprometeria a criar uma rotina de disciplina para o seu bem-estar físico e mental?

( ) Sim

( ) Não

( ) Em processo

9. Você acredita que a sua imagem pessoal coincide com quem realmente é e com o que deseja transmitir para o mundo?

( ) Sim

( ) Não

( ) Em processo

10. Você se compromete a ser feliz, independentemente de tudo o que tenha ouvido e vivido até o momento?

( ) Sim

( ) Não

( ) Em processo

CAPÍTULO 6 - Hora de agir

Se respondeu "sim" ou "em processo" para a maioria dos questionamentos, parabéns, você está preparada para sua reinvenção e parece estar em sintonia com o modo *ageless*, mais fluido de ser, o que certamente lhe trará muitos benefícios nessa fase da vida.

Caso tenha respondido "não" para várias questões, sugiro que repense sobre os pontos destacados, que releia os trechos do livro que abordam esses temas, que reflita mais sobre os questionamentos colocados.

Não se trata de deixar todas as mulheres com as mesmas ideias, mas que tenham a cabeça aberta e estejam prontas para se respeitar e agir em prol de si mesmas, sejam quais forem suas particularidades.

PARA VOCÊ, COM AMOR!

Mulher 40+, eis aqui o que sugiro, o que aconselho, o que desejo fortemente que você tenha consciência. Preceitos que entendo como importantíssimos, decisivos, vitais. Capazes de **EMPODERARÁ-LA**, de **REVOLUCIONAR** sua vida, independentemente da fase que estiver vivendo. Eu uso esses mantras todos os dias na minha vida e foi assim que quebrei todos os estereótipos de idade e preconceitos.

- **É VOCÊ QUEM DEFINE O RUMO DE SUA VIDA E O QUE FARÁ DELA.** Há várias ferramentas à disposição: use-as a seu favor. Infelizmente, nunca será suficiente. Para o mundo, haverá algo faltando em você ou na sua vida. Caminhe certa do seu poder e tenha sempre redes de apoio que a ajudem quando precisar de aconchego, afeto e carinho.

- **PRESTE ATENÇÃO NO SEU CORPO, RESPEITE-O, CUIDE MUITO BEM DELE.** Ele é um presente que lhe deram de graça para a sua expressão. Não o maltrate nunca mais! Invista em uma alimentação mais saudável. O que entra no nosso corpo é nossa responsabilidade, sim!

- **ZELE POR SUA SAÚDE MENTAL.** Ela é tão importante quanto a física. Procure a ajuda de um profissional, porque é habilitado para isso.

- **ATENÇÃO AO QUE VESTE, USE O QUE LHE FAZ BEM.** Dê o devido valor à sua imagem, já que a imagem pessoal de uma mulher está diretamente relacionada à autoestima. Não se aperte nunca mais! Entenda o conforto como forma de expressão.

- **INVISTA EM SEU TRABALHO, TENHA UMA RENDA, CUIDE BEM DA SUA VIDA FINANCEIRA E PENSE NO FUTURO, INDEPENDENTEMENTE DE SER SUSTENTADA POR ALGUÉM OU NÃO.** Para que uma mulher seja verdadeiramente livre, é fundamental que tenha autonomia financeira.

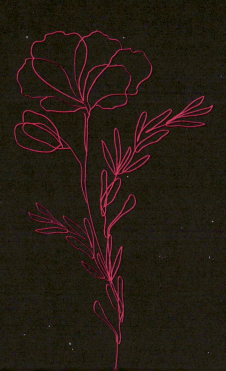

AONDE VOCÊ QUER CHEGAR?

Que tal fazer um planejamento de vida, uma espécie de guia de mapa pessoal que sirva de bússola para suas atitudes nos próximos dias, meses e anos? Particularmente, adoro trabalhar com metas. Focar no que desejo, pensar em maneiras para atingir meus objetivos. Redigir tudo isso, colocar no papel, tornar concretos esses anseios. De tempos em tempos, revisito meus registros, analiso o que foi pensado, o que já foi colocado em prática. E faço eventuais ajustes. Diria que é uma forma de calibrar as metas. Tudo isso faz que eu visualize o que desejo, me ajuda a manter as ideias organizadas, a persistir numa caminhada bem-sucedida.

E você, costuma estabelecer metas? Em caso afirmativo, gosta também de registrá-las? Se não tem esses hábitos, sugiro que comece a praticá-los. Pensar, planejar e registrar suas metas, dá uma cara para elas, torna-as mais palpáveis, reais. Veja o roteiro a seguir, reflita sobre as questões e registre seus objetivos. Experimente!

METAS RELACIONADAS AO CORPO

1. Estabeleça metas de curto prazo relacionadas à sua saúde. Quando falo em metas de curto prazo, me refiro a ações que podem começar a ser trilhadas no ato ou no máximo em dois ou três meses. Que tal caminhar por meia hora três vezes por semana? Diminuir o consumo de doces nos dias de semana? Comer ao menos uma fruta e

CAPÍTULO 6 - Hora de agir

uma porção de verduras por dia? Escolha algo que faça sentido para você e seja relativamente fácil de se cumprir, o que é possível na sua rotina.

_____

_____

_____

_____

_____

_____

2. Faça o mesmo para médio prazo, dessa vez pensando em cerca de um ano. Mais uma vez, estabeleça metas viáveis. Pode matricular-se na escola de dança que você sempre teve vontade de frequentar, passar a cuidar da alimentação com a ajuda de uma nutricionista e/ou começar a fazer academia para preservar sua massa muscular. Busque fazer amizades nesses ambientes.

_____

_____

_____

_____

_____

_____

3. Por fim, estabeleça metas para o longo prazo, que possam ser atingidas no prazo de quatro ou cinco anos. Quem sabe se entregar definitivamente a uma rotina saudável

no que se refere a exercícios e alimentação. Talvez reduzir ou parar com o consumo de álcool ou cigarro, se for o caso; chegar a um determinado peso, independentemente da fase da vida em que está.

_____

_____

_____

_____

_____

_____

METAS RELACIONADAS À MENTE

1. Estabeleça metas de curto prazo relacionadas com a sua saúde mental. Que tal aumentar o tempo dispensado ao convívio com amigos, familiares e pessoas queridas, de modo a reduzir o estresse? Quem sabe começar a meditar, dez minutos em alguns dias por semana? Talvez se propor a ler um livro por mês ou a retomar a prática de um *hobby* que você já teve e deixou para trás?

_____

_____

_____

_____

_____

_____

CAPÍTULO 6 - Hora de agir

2. Agora, estabeleça metas para o médio prazo, ou seja, algo que você terá um ano para atingir. Talvez experimentar uma aula de yoga ou de outra prática que seja capaz de acalmar sua mente; melhorar hábitos de sono, começar a estudar algo novo, alimentar sua espiritualidade em uma frente com a qual se identifique.

_____

_____

_____

_____

_____

_____

3. Por fim, estabeleça metas para o longo prazo, que podem ser: viver práticas espirituais capazes de ajudá-la a manter o equilíbrio ou mesmo estudar algo em profundidade, já que o estudo beneficia a mente (pode ser um idioma, uma atividade artística ou qualquer frente que agregue para você em termos pessoais ou profissionais); ter uma rotina saudável, em que o estresse não ganhe espaço.

_____

_____

_____

_____

_____

_____

METAS RELACIONADAS À AUTOESTIMA

1. Estabeleça algumas metas imediatas relacionadas a sua autoestima. Cuide mais do seu visual, visite seu armário, identifique roupas das quais você gosta e que por algum motivo parou de usar. Leve para a costureira roupas de que gosta, mas que eventualmente tenha parado de usar por precisarem de algum reparo.

_____

_____

_____

_____

_____

_____

2. Agora, estabeleça metas para o médio prazo. Pense em vestir-se de maneira que lhe agrada verdadeiramente. Dê mais atenção para você mesma, para seu guarda-roupa, para seu estilo pessoal.

_____

_____

_____

_____

_____

_____

CAPÍTULO 6 - Hora de agir

3. Por fim, estabeleça metas para o longo prazo. Que tal conhecer seu estilo pessoal e ser fiel a ele? Isso requer tempo, dedicação e, principalmente, respeito a você mesma. Respeitar-se e valorizar-se é um modo de vida, uma meta saudável e fundamental para qualquer mulher.

METAS PROFISSIONAIS E FINANCEIRAS

1. Estabeleça metas relacionadas às suas finanças para o curto prazo. Antes de tudo, o mais urgente, se pagar, equilibrar a balança para que os gastos rotineiros não superem seus ganhos. Essa meta é preciosa. Em seguida, que tal pensar em poupar algum dinheiro? Se você conseguir guardar o equivalente a um ingresso de cinema por semana, no decorrer dos meses, você já terá uma reserva. Pense nisso. Por menor que seja o valor, uma economia regular ao longo do tempo se torna representativa.

2. Agora, estabeleça e registre aqui metas para o médio prazo. Que tal identificar uma frente em que seja possível obter uma renda extra? Estudar sobre investimentos? Começar um pé-de-meia com determinado objetivo?

3. Por fim, estabeleça metas para o longo prazo. Pode ser fazer um curso ou formação capaz de colocá-la em outro patamar profissional. Pensando em suas finanças, quem sabe fazer uma reserva para imprevistos ou até começar a poupar parte de seus ganhos já pensando em sua aposentadoria.

CAPÍTULO 6 - Hora de agir

E LÁ VAMOS NÓS!

Termino estas páginas esperando ter, de alguma forma, ajudado a adquirir consciência sobre a mulher que você é e sobre a mulher na qual deseja se transformar. Que tenha ajudado a ampliar sua consciência sobre essa fase da vida e sobre a possibilidade de se construir uma maturidade que chamo de potente. Que você conclua esta leitura restaurada e com uma chama acesa, pronta para fazer desse momento a melhor fase da sua vida. Que esteja decidida a caminhar a seu favor e que sua vida flua da melhor maneira possível.

Que você cresça, se estabeleça e se renove, se julgar necessário. Que se reconheça como uma mulher madura, forte e ativa. Que conheça também suas vulnerabilidades, já que todas nós as temos, e que compreenda que, independentemente de qualquer coisa, não deve ser privada de nada. Que se permita sair em busca de seus sonhos, de suas vontades e de suas verdades. Que se equilibre, se fortaleça e se solte de qualquer amarra que eventualmente a esteja impedindo de voar.

Enfim, que reconheça e faça bom uso de suas qualidades, de seus talentos, de seu potencial, especialmente daquele que porventura esteja hibernando. Que coloque tudo em prática a seu favor, que deixe se manifestar a LOBA que existe em você.

E antes de ir, deixo aqui um brinde a todas nós, mulheres maduras, aos anos vividos e aos que estão por vir. Que fiquemos em paz com nossa idade cronológica, entendendo que ela não deve ser considerada um fator limitante, mas uma força, um combustível intelectual, físico e emocional para o que está por vir.

Que nossas vivências nos alimentem. Que nossas experiências sejam uma alavanca para o que está por vir. E que você brilhe, cresça e voe. Eis minha proposta. E não se trata de uma opção, mas de um chamado, de uma intimação. Eu vou. Vamos juntas?

Maria Cândida
@mariacandidatv

"O ouro da maturidade
é a experiência
que adquirimos
até aqui."

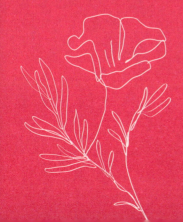

Livro composto nas tipologias Avenir Next e Abril Fatface.
Impresso em maio de 2023.